Gesundheit in Wort & Bild

W0469640

Die Ratgeber der Reihe »Gesundheit in Wort & Bild« erklären in leicht verständlicher Form häufige Krankheiten und gesundheitliche Störungen. Jeder Band enthält wertvolle Anregungen, Tips und Hinweise zur gesunden Lebensführung und ein umfangreiches Bildmaterial, das Abläufe und Zusammenhänge beim Krankheitsgeschehen verdeutlicht. Außerdem erfahren Betroffene, welche Möglichkeiten zur Vorbeugung und Selbsthilfe ihnen zur Verfügung stehen. Eine Übersicht über die bisher erschienenen Ratgeber dieser Reihe finden Sie auf den letzten Seiten dieses Bandes.

Wichtiger Hinweis

Die medizinische Wissenschaft entwickelt sich ständig weiter. Forschung und klinische Erfahrungen führen zu neuen Erkenntnissen, insbesondere bei der Behandlung mit Medikamenten. Soweit in diesem Buch deren Anwendung und Dosierung erwähnt wird, entsprechen diese Angaben dem Wissensstand bei Drucklegung dieses Werkes. Wir weisen aber darauf hin, daß eine Haftung für die Richtigkeit nicht übernommen werden kann. Wir bitten daher alle Leser, die Beipackzettel der verwendeten Medikamente genau zu studieren, ob die dort gegebenen Empfehlungen für die Dosierung, die Warnhinweise und Kontraindikationen eventuell gegenüber den Angaben in diesem Buch abweichen. Fragen Sie im Zweifelsfall immer Ihren Arzt oder Ihren Apotheker.

Gesundheit in Wort & Bild

Venenleiden

Krampfadern, offene Beine, Thrombosen

von Dr. med. Klaus Großmann

WORT & BILD VERLAG

Die Ratgeber-Reihe »Gesundheit in Wort & Bild«
wurde entwickelt in Zusammenarbeit mit:
TR-Verlagsunion, München,
Deutsches Grünes Kreuz, Marburg,
Bundesvereinigung für Gesundheit (BfGe), Bonn,
Deutsche Zentrale für Volksgesundheitspflege, Frankfurt.

ISBN 3-927216-19-4
1. Auflage 1992

Lektorat: Dr. Sabine Haaß
Zeichungen: Lothar H. Schnellbächer
Druck: Bruckmann, München

Gedruckt auf chlorfrei gebleichtem Papier

Inhalt

Vorwort

Die venösen Erkrankungen stellen in weiten Bevölkerungskreisen ein bedeutendes gesundheitliches Problem dar. Rund 15 Millionen Menschen in Deutschland haben ausgeprägte Krampfadern. Davon leiden etwa die Hälfte unter einer Venenerkrankung mit schmerzhaften Stauungen, Hauternährungsstörungen und Ekzemen, die medizinische Behandlung erfordert. Vom sogenannten offenen Bein, dem Ulcus cruris venosum, sind annähernd zwei Millionen betroffen.

Bereits bei den alten Griechen und im antiken Rom kannte man diese Probleme und versuchte ihnen mittels Gefäßkompression und Operationen zu Leibe zu rücken. Auch die byzantinischen Ärzte und die arabische Medizin beschreiben die »Ausziehung« von Krampfadern und das Anlegen eines Kompressionsverbandes.

Gegen Ende des vorigen Jahrhunderts begann sich aus den über Jahrhunderte gesammelten Erfahrungen und Erkenntnissen im Umgang mit erkrankten Venen ein neues Fachgebiet, die Phlebologie, herauszubilden – eine Entwicklung, die bis heute andauert. Besondere Verdienste hat sich die Phlebologie, also die »Venenheilkunde«, um die konservative Behandlung erworben. Zur Erhaltung der Venen, lange bevor größere Eingriffe erfolgen müssen, sind jedoch Verständnis, Einsicht und Mitwirkung der Betroffenen unbedingt nötig.

Vielfach ergeben sich aus der eigentlichen Krankheit Fragen, die der Arzt in der alltäglichen Praxis nicht immer ausführlich beantworten kann. So möchte der Gesundheitsratgeber »Venenleiden« den weiten Themenkreis um Krampfadern, geschwollene Beine und ihre Folgeerscheinungen verständlich werden lassen. Gleichzeitig will er dazu beitragen, daß Patienten ihr oft als »unabwendbares Schicksal« dargestelltes Leben mit der Venenerkrankung mit in die eigene Hand nehmen und den erforderlichen medizinischen Maßnahmen aufge-

schlossener gegenüberstehen. Und nicht zuletzt bietet er den Betroffenen wertvolle Tips und Anregungen zur Selbsthilfe im Alltag.

Dem Venenpatienten wird der Gesundheitsratgeber »Venenleiden« sicherlich ein willkommener Helfer sein und das Vertrauensverhältnis zwischen Arzt und Patient fördern.

Christian M. Silinsky
Generalsekretär und Präsidiumsmitglied
der Deutschen Gesellschaft Venen e.V.
Nürnberg

Vermutlich kennt fast jede Leserin dieses Ratgebers folgende Situation: Sie sehen in einem Modegeschäft Ihren Traum von Sommerrock. Sie probieren ihn an, er bedeckt gerade das Knie. Unterhalb des Knies aber beginnen sich sichtbar Krampfadern zu schlängeln. Aus der Traum.

Krampfadern: nur ein Schönheitsfehler?

Der kosmetische Aspekt ist jedoch – übrigens nicht nur für Frauen, auch Männer tragen im Sommer kurze Hosen – nur eine Seite des Problems. Bedeutsamer ist der medizinische, denn Krampfadern können eine Reihe von Beschwerden und Problemen mit sich bringen. Welche sind das, und wie kann man sie vermeiden? Wie entstehen Krampfadern überhaupt? Gibt es Situationen, die ihre Entwicklung begünstigen? Haben Erbfaktoren einen Einfluß? Gibt es Hinweiszeichen auf ihr Entstehen, bevor sie zu sehen sind, und kann rechtzeitige ärztliche Behandlung ihre Ausbreitung verhindern oder wenigstens verzögern? Bilden sich Krampfadern von allein zurück? Wenn nicht, kann man sie beseitigen?

Vorbeugung ist wichtig

Ein Patient mit Krampfadern hat viele Fragen. In diesem Ratgeber sollen die häufigsten und wichtigsten beantwortet werden. Nehmen Sie ihn aber nicht nur zur Hand, wenn Sie bereits deutlich sichtbar von Krampfadern geplagt sind. Denn Sie können bereits vorher viel tun, damit es gar nicht soweit kommt. Geben Sie auch nichts auf die Meinung, daß Krampfadern ein typisches Frauenproblem sind. In Untersuchungen, die der Schweizer Internist L. K. Widmer in Basel an 4376 Frauen und Männern durchführte, wurde festgestellt, daß nur in jüngeren Jahren Frauen häufiger mit Krampfadern behaftet sind. Ab dem mittleren Lebensabschnitt gibt es kaum noch Unterschiede zwischen Frauen und Männern.

Mehr wissen, frühzeitig handeln

Venenleiden sind häufig, und ihre Behandlung hat auf Dauer nur Erfolg, wenn die Betroffenen über Ursachen, Erkennung und Behandlungsmöglichkeiten ihrer Krankheit gut informiert sind. Der Wiener Dermatologe Gabor Nobl, der bereits 1910 ein umfangreiches Buch über den »varikösen Symptomenkomplex« schrieb, verglich die Venenkranken mit Heimatlosen, die von einem medizinischen Spezialisten zum anderen wechseln, ohne daß sich jemand wirklich ihrer annimmt. Auch dafür gibt es Gründe. Mit den Venenleiden sind verschiedene medizinische Fachrichtungen befaßt. Der Chirurg operiert die Krampfadern, der Dermatologe wird wegen der Hautveränderungen beim chronischen Venenleiden aufgesucht, der Internist soll etwas gegen die Thrombose tun. Leider werden Venenerkrankungen häufig nur aus der Sicht eines dieser Fachgebiete gesehen und dementsprechend einseitig und damit unzureichend behandelt.

Von einem Arzt zum anderen ...

Gerade deshalb ist es so wichtig, daß die Betroffenen über ihr Leiden genau Bescheid wissen, um gemeinsam mit dem Arzt ihres Vertrauens die Behandlung erfolgreich zu gestalten. Es gibt keinen Grund, bei Venenerkrankungen zu resignieren. Ohne wesentlichen Verlust an Lebensqualität kann der Venenpatient sein Leben führen! Dieser Ratgeber will möglichst viel dazu beitragen.

Wie entstehen Venenerkrankungen?

Jeder zweite hat Venenveränderungen

Zahlreiche wissenschaftliche Untersuchungen haben gezeigt, daß mehr als 50 % der Bevölkerung in unseren Breiten Veränderungen an den Beinvenen aufweisen. Nicht alle davon haben Krankheitswert oder bedürfen einer dauerhaften Behandlung. Betrachtet man nur die wirklich bedeutenden Veränderungen, die unbedingt behandelt werden sollten, so bleiben noch etwa 15 % der Betroffenen, die mit chronischen Venenleiden zu tun haben. Bei 6 % liegen bereits deutliche Störungen im Bereich der Haut vor, bei 1 % offene Unterschenkelgeschwüre.

Wichtigste Ursache: erbliche Veranlagung

Bis heute konnten die Ursachen der venösen Beinerkrankungen nicht restlos geklärt werden. Man hat aber herausgefunden, daß es eine Reihe von Faktoren gibt, die das Auftreten und Fortschreiten von Venenleiden begünstigen. Zu den grundlegenden (man sagt auch: primären) Faktoren gehört eine familiäre Veranlagung. Personen mit Venenveränderungen haben in ihren Familiengeschichten wesentlich häufiger über Venenerkrankungen zu berichten als Menschen mit gesunden Venen. Auch die hormonelle Situation der Frau spielt eine gewisse Rolle. Frauen werden, insbesondere wenn sie mehrere Kinder geboren haben, sehr häufig von Venenerkrankungen betroffen. Vor allem während der letzten Schwangerschaftsmonate drückt die wachsende Gebärmutter auf die Beckenvenen. Hormonelle Veränderungen, mechanische Behinderung des Blutflusses und familiäre Vorbelastung wirken hier ungünstig zusammen.

Tabelle 1

Grundlegende (primäre) und zusätzliche (sekundäre) Faktoren für die Entstehung von Venenkrankheiten

Primäre Faktoren

- Erbliche Veranlagung zur Venenwandschwäche
- Hormonelle Einflüsse bei Frauen
- Hormonelle Veränderungen und mechanische Behinderung des venösen Blutflusses in der Schwangerschaft

Sekundäre Faktoren

- Übergewicht
- Bewegungsmangel
- Verminderter Blutrückfluß, d.h. Blutstau in den Venen durch
  - stehende oder sitzende Tätigkeit
  - Gelenkerkrankungen der Beine
  - Herzmuskelschwäche
- Thromboseneigung bei bösartigen Tumoren
- Alter: Primäre und sekundäre Faktoren wirken über viele Jahre zusammen

Langes Stehen schadet den Venen

Zusätzliche (sekundäre) Faktoren, die vor allem den Fortgang einer Venenerkrankung begünstigen, sind das Alter und die statische Belastung der Beine. Vorwiegend sitzende oder stehende Tätigkeiten, denen die Menschen im Laufe ihres Lebens ausgesetzt sind, fördern die Entwicklung von Venenleiden. Die erwähnten Studien zeigten übereinstimmend eine mit dem Alter zunehmende

Alter spielt eine große Rolle

Häufigkeit und Schwere dieser Erkrankung für beide Geschlechter. Das Krampfaderleiden beginnt zwischen dem 20. und 25. Lebensjahr und verschlimmert sich durch Einwirkung der sekundären Faktoren.

Komplikationen durch Thrombose

Einen weiteren großen Problemkreis stellt die Thrombose dar, nicht nur, was ihre Behandlung angeht, sondern vor allem hinsichtlich der vorbeugenden Maßnahmen (Prophylaxe). Die Frühstadien einer Thrombose – besonders bei bettlägerigen Patienten, z.B. nach einer Operation – sind manchmal schwer erkennbar. Angaben zur Häufigkeit von Thrombosen schwanken deshalb nicht zuletzt wegen der sehr unterschiedlichen Grunderkrankungen erheblich. Bei Krankenhauspatienten dürfte eine Thrombose etwa in 10 bis 15 % der Fälle vorkommen. Eine lebensgefährliche Lungenembolie kann bei etwa 4 % auftreten.

Lebensgefährliche Lungenembolie

Die Schwierigkeit besteht darin, einerseits bei bettlägerigen Patienten ausgedehnte Beinvenenthrombosen rechtzeitig zu erkennen, andererseits aber gerade in diesen Fällen mit der Gefahr einer lebensbedrohlichen Lungenembolie rechnen zu müssen. Daraus hat sich schrittweise die konsequente Thrombosevorbeugung in den operativen Bereichen der Medizin entwickelt. Als Spätfolge einer Beinvenenthrombose kommt es bei jedem dritten Patienten zu einem chronischen Krankheitsbild, das als postthrombotisches Syndrom bezeichnet wird. Der Verlauf ist schleichend; bis zur vollen Ausbildung dieser Erkrankung können 10 Jahre und mehr vergehen.

Das Wichtigste zur Entstehung von Venenleiden auf einen Blick:

- Primäre Risikofaktoren für Venenerkrankungen sind: erbliche Veranlagung, Geschlecht und Schwangerschaft.
- Sekundäre Faktoren wie Alter, Übergewicht, stehende Tätigkeit und andere führen zu einer Verschlechterung.

Die Venen im Gesamtkreislauf

Der Blutkreislauf hat die Aufgabe, alle Zellen und Organe des menschlichen Körpers mit lebenswichtigen Stoffen zu versorgen. Er beginnt am Herzen. Das Herz liefert ähnlich einer Pumpe die erforderliche Energie, um das Blut zunächst über die große Körperschlagader (Aorta) und dann über kleinere verzweigte Schlagadern (Arterien) in alle Regionen und Organe des Körpers zu befördern (s. Abb. 1). Das mit Sauerstoff und Nährstoffen angereicherte Blut gelangt dadurch über immer dünnere und feinere Verästelungen bis in die kleinsten Haargefäße (Kapillaren), die man auch als Endstrombahn des Blutkreislaufs bezeichnet (s. Abb. 2 und Farbtafel 1). Hier werden die lebenswichtigen Stoffe zur Versorgung der einzelnen Organe und Körperbereiche aus dem Blut an die Zellen abgegeben. Im Austausch dafür wird vor allem das im Stoffwechsel entstandene Kohlendioxid vom Blut aufgenommen und abtransportiert. Über die Kapillaren fließt das Blut in das venöse Gefäßsystem. Die Venen verlaufen ähnlich den Wasserläufen in der Natur: Aus den Haargefäßen werden die sogenannten Venolen, feine venöse Gefäße, gespeist. Sie verbinden sich zu kleinen Venen, die sich wiederum zu größeren vereinigen oder direkt in eine der Hauptvenen münden.

Die Kapillaren: »Umschlagplatz« des Körpers

Die Aufgabe der Venen im Blutkreislauf besteht also darin, das Blut zu sammeln und zum Herzen zurückzutransportieren. Man unterscheidet den sogenannten großen Körperkreislauf vom kleinen oder Lungenkreislauf. Der Lungenkreislauf ist der

Lungenkreislauf

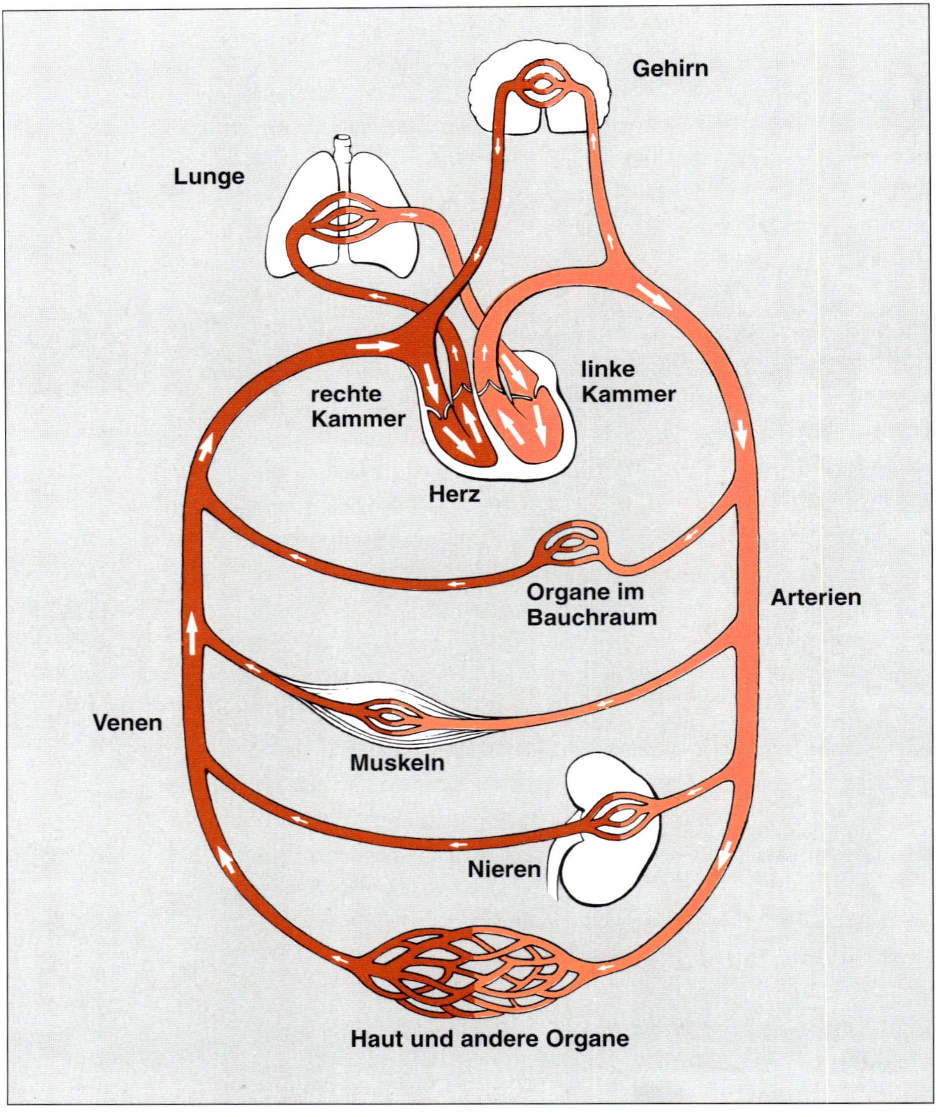

Abb. 1 **Der Blutkreislauf – Versorgungs- und Entsorgungssystem aller Körperregionen**

Abschnitt, der von der rechten Seite des Herzens das Blut durch die Lungen pumpt, um hier das Kohlendioxid abzuatmen und gleichzeitig die roten Blutkörperchen (Erythrozyten) erneut mit Sauerstoff anzureichern. Nach Rückführung zum linken Teil des Herzens übernimmt der große Kreislauf die Versorgung des Körpers mit Sauerstoff.

Großer Körperkreislauf

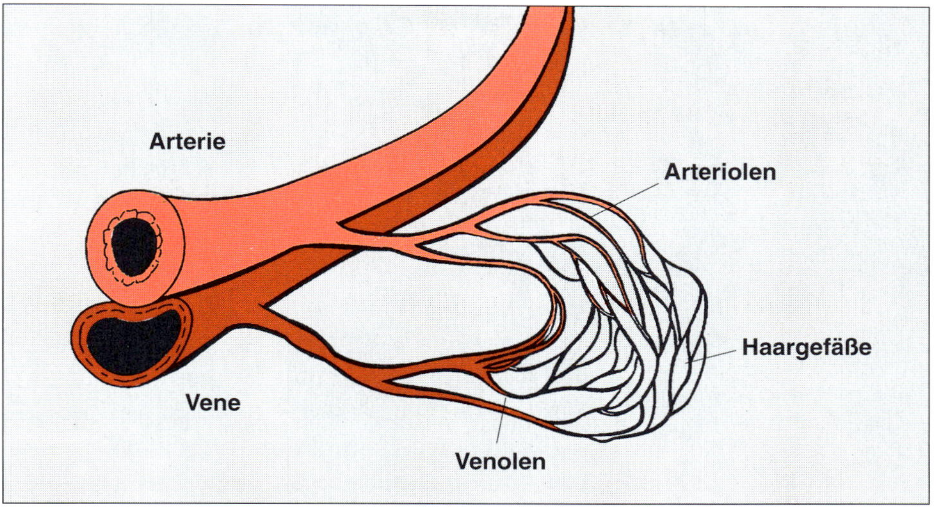

Die Kapillaren im Blutkreislauf ***Abb. 2***

Da im arteriellen Kreislaufabschnitt zur Verteilung des Blutes ein relativ hoher Druck herrscht, spricht man hier auch vom sogenannten Hochdrucksystem. In den kleineren Verzweigungen der Arterien (Arteriolen) wird durch Engstellung oder Erweiterung dieser Gefäße der Blutdruck reguliert. Im venösen Teil des Kreislaufs sind die Druckwerte wesentlich niedriger, so daß man diesen Kreis-

Hoher Druck in den Arterien

Geringer Druck in den Venen

laufabschnitt auch als Niederdrucksystem bezeichnet. Neben der Aufgabe, das Blut zum Herzen zurückzutransportieren, hat das venöse Blutgefäßsystem eine weitere Funktion. Es speichert die größte Menge des Blutes, das im Körper zirkuliert. Ganz einfach läßt sich sagen: Im Arteriensystem herrscht ein relativ hoher Druck. Die Blutmenge ist jedoch relativ klein; sie beträgt etwa 15 % des gesamten Körperblutes. Im venösen System ist der Druck relativ niedrig. Es werden hier aber etwa 85 % der gesamten Blutmenge gespeichert, um bei Belastungen des Organismus, wie zum Beispiel bei körperlicher Arbeit, dem Kreislauf aus dem Venensystem schnell das zusätzliche Blut bereitstellen zu können, das er zur Leistungssteigerung braucht.

Venen speichern 85 % des Blutes

Außerdem hat das Venensystem im Gesamtkreislauf eine wichtige Bedeutung für die Wärmeregulation des Körpers. In warmer Umgebung sind die Venen weit gestellt und prall mit Blut gefüllt, um die Temperatur des Organismus durch Wärmeabgabe nach außen konstant zu halten. Kommt der Mensch dann in eine deutlich kühlere Umgebung, ziehen sich die Venen zusammen, das heißt, sie vermindern deutlich ihren Querschnitt, und verlagern damit die in ihnen gespeicherte Blutmenge in den Brustkorb und den Bauchraum, um eine Unterkühlung durch hohe Wärmeabgabe nach außen zu verhindern. Gerade die Venen, die sich unter der Haut befinden, reagieren also sehr empfindlich auf äußere Temperatureinflüsse, was bei bestimmten Behandlungsverfahren auch berücksichtigt wird.

Venen regulieren die Körperwärme

Die wichtigsten Aufgaben der Venen auf einen Blick:

- Sammeln und Rückführen des Blutes zum Herzen;
- Speicherung größerer Blutmengen;
- Wärmeregulation.

Der Aufbau des Venensystems

Venen haben dünne Gefäßwände

Die Venen haben in ihrem Kreislaufabschnitt nur einen geringen Druck auszuhalten. Deshalb sind die Venenwände wesentlich dünner als die Wände arterieller Blutgefäße. Infolge des relativ gleichmäßigen venösen Blutrückstroms aus dem Körper zum Herzen läßt sich über den Venen auch kein Puls tasten. Im Bereich der Arme und Beine weisen die Venen außerdem eine Reihe von besonderen Eigenschaften auf. Man unterscheidet hier das oberflächliche und das tiefe Venensystem. Die oberflächlichen Venen verlaufen direkt unter der Hautoberfläche und über der Muskulatur, die von einer ganz festen bindegewebigen Hülle (Faszie) umgeben wird. Im Bereich der Beine kann man einmal das Gebiet der großen Rosenader (Vena saphena magna) und der nur am Unterschenkel entlang der Außenseite verlaufenden kleinen Rosenader (Vena saphena parva) abgrenzen. Die oberflächlichen Venen liegen in der lockeren Bindegewebsschicht auf der Muskulatur und sind deshalb oft leicht bläulich unter der Haut sichtbar (s. Farbtafel 2). Unterhalb der Leistenbeuge mündet die große Rosenader in das so-

Oberflächliches Venensystem

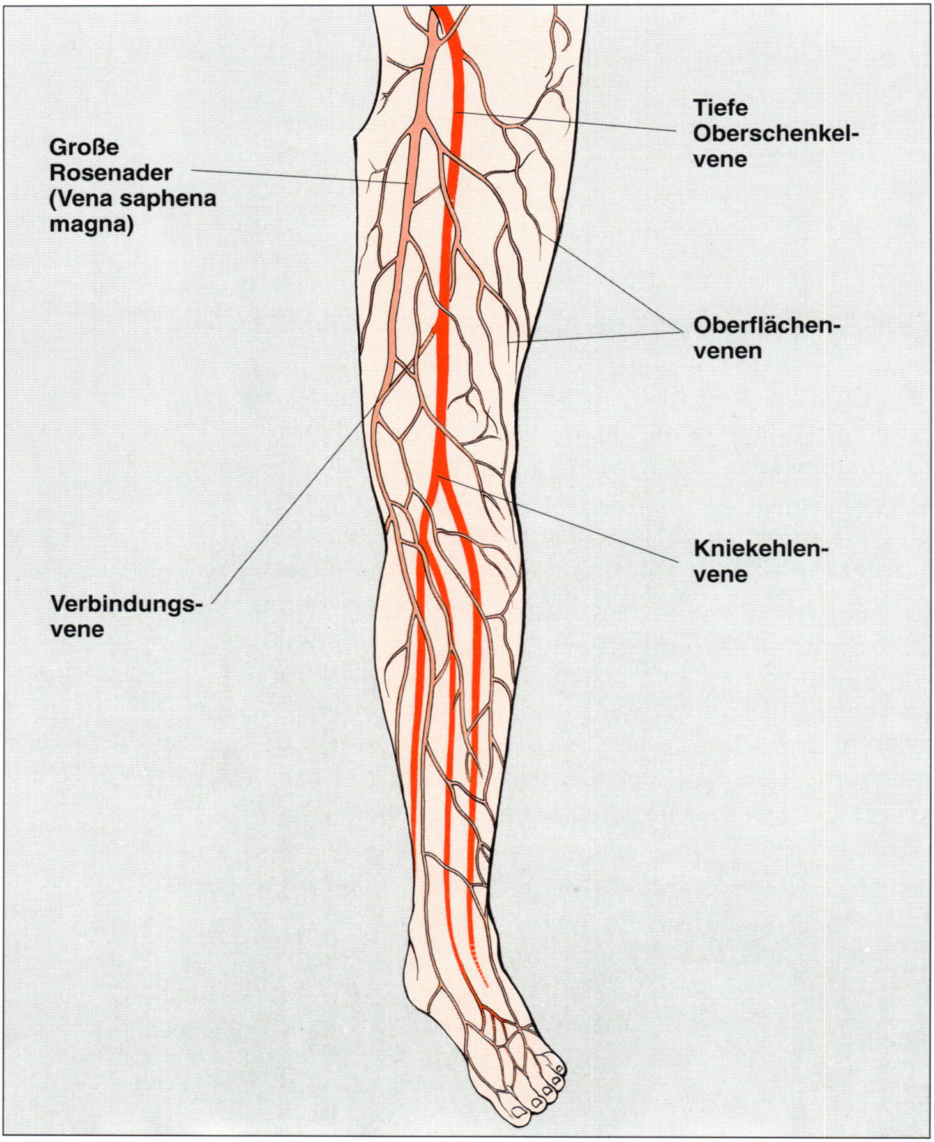

Abb. 3 **Oberflächliches und tiefes Beinvenensystem**

genannte tiefe Venensystem. Die kleine Rosenader findet auf der Rückseite des Kniegelenks Anschluß an das tiefe Venensystem. Außerdem gibt es im Bereich der Arme und Beine zahlreiche Querverbindungen, die zum Teil deutlich durch die Haut sichtbar sind, so daß auch von einem sogenannten »Venengeflecht« gesprochen werden kann (s. Abb. 3).

Tiefes Venensystem

Das tiefe Venensystem ist größtenteils in die Muskulatur eingebettet und verläuft zusammen mit den kleineren Arterien in einer von Bindegewebe umschlossenen Hülle. Dabei sind im Bereich des Unterschenkels immer zwei parallel verlaufende Venen und eine Arterie zu einem Bündel zusammengefaßt.

Dazwischen: Verbindungsvenen

In verschiedenen Gliedmaßenabschnitten bestehen über Verbindungsvenen (Venae perforantes), die die feste Muskelhülle durchdringen (perforieren), Anschlüsse an das tiefe Venensystem. Über diese Verbindungsvenen gelangt das Blut, das im Unterhautgewebe gesammelt wird, entweder schon am Unterschenkel in das tiefe Venensystem, oder es fließt von den oberflächlichen größeren Venen erst unterhalb des Leistenbandes in die tiefer gelegenen Venenabschnitte. Beim gesunden Menschen werden etwa 90 % der transportierten Blutmenge über das tiefe und 10 % über das oberflächliche Venensystem geleitet.

Eine weitere, ganz wesentliche Besonderheit im Aufbau des Venensystems sind die Venenklappen, die sich sowohl im oberflächlichen als auch im

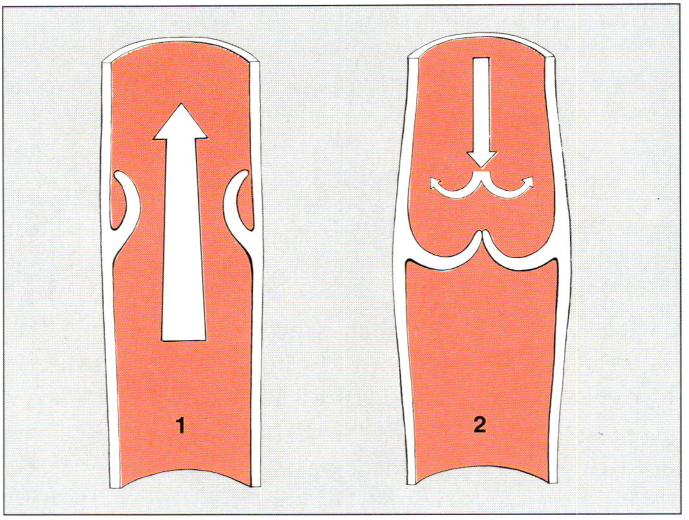

Abb. 4

So funktioniert eine Venenklappe: Fließt das Blut herzwärts, bleiben die beiden Segel nach oben geöffnet (1); steigt der Venendruck, schließt sich die Klappe und verhindert das Zurückfließen des Blutes (2).

Venenklappen wirken wie Ventile

tiefen Venensystem der Gliedmaßen in großer Zahl finden (s. Abb. 4). Jede Venenklappe besteht aus zwei sogenannten Klappensegeln, die sich bei Druckerhöhung im venösen Kreislaufabschnitt oberhalb der Klappe schließen. Dadurch kann bei einem solchen Druckanstieg, wie z.B. bei Muskelarbeit, verhindert werden, daß das venöse Blut entgegen seiner eigentlichen, notwendigen Strömungsrichtung in die äußeren Körperbezirke zurückgelangt. Die Venenklappen, die sich auch mit Ventilen vergleichen lassen, haben also eine außerordentlich wichtige Leitfunktion des Blutes zu übernehmen. Wenn sie fehlen oder nach einer Erkrankung zerstört sind, kommt es zu teilweise ausgedehnten Blutrückflußstörungen in diesem Venenabschnitt. Die Venenklappen teilen im Abstand von 4 bis 7 cm das Venensystem in viele kleine Abschnitte. Dadurch lastet besonders im Stehen nicht die gesamte Blutsäule auf den relativ dünnen Venenwänden, sondern immer nur der Inhalt der kleinen, zwischen den Klappen gelegenen Teilbereiche.

Venenklappen befinden sich oft in unmittelbarer Nähe von Einmündungen in größere Venenäste (Mündungsklappen). Dies ist für die Funktion des dort angeschlossenen Venenbezirks besonders wichtig. Denn schließt die Mündungsklappe nicht mehr, so wird der gesamte nachfolgende Venenabschnitt durch den damit verbundenen Rückstau des Blutes geschädigt.

Sehr wichtig: Mündungsklappen

Zum Schluß noch einmal das Venensystem der Arme und Beine mit seinen wesentlichen Bestandteilen und Aufgaben in Stichworten:

Es gibt
- ein oberflächliches Venensystem, das das Blut der Haut und des Unterhautgewebes sammelt;
- ein tiefes Venensystem für den Rücktransport des Blutes aus Muskulatur und Knochen;
- Venenklappen, die für die Druckverteilung und die Strömungsrichtung des Blutes sorgen.

Die venöse Blutströmung und ihre Besonderheiten

Das Herz »macht Druck« bis in die Venen

Die Energie, die den Blutfluß aufrechterhält, wird durch das Herz erzeugt. Das Blut fließt unter hohem Druck von der linken Herzkammer in die Hauptschlagader (Aorta). Die baumartige Verästelung des Blutgefäßsystems verteilt das arterielle, sauerstoffreiche Blut in die immer kleiner werdenden Verzweigungen (Arteriolen), die in den äußeren Körperbezirken durch unterschiedliche Weitstellung der Gefäße die Menge und Fließgeschwindigkeit des Blutes regulieren. Bis dorthin geht ein großer Teil der Pumpenergie des Herzens verloren, so daß in den Haargefäßen (Kapillaren) nur noch ein geringer Druck herrscht. Nach der Passage des Blutes durch die Kapillaren verbleibt schließlich ein sehr niedriger Restdruck. Dieser Druck spielt für den Rückfluß des Blutes zum Herzen eine ganz wichtige Rolle.

Venentonus steuert den Blutfluß mit

Um unter Ruhebedingungen, aber auch unter Belastung des Organismus einen ausreichenden Rückstrom des Blutes zum Herzen zu ermöglichen, setzt der Körper eine Reihe von Hilfsmechanismen ein. Neben dem von der Pumpleistung des Herzens stammenden Restdruck hat die Wandspannung der Venen (Venentonus) bedeutenden Einfluß auf die Geschwindigkeit und Menge des Blutes, das zum Herzen zurücktransportiert wird. Die Muskelschicht, die sich in der Venenwand befindet, kann sich zusammenziehen und damit den Durchmesser des venösen Blutgefäßes verändern. Ein verminderter Venenquerschnitt erhöht die

Blutströmungsgeschwindigkeit, so daß in einem bestimmten Zeitraum wesentlich mehr Blut zum Herzen gelangt. Diese Zunahme oder Abnahme der Venenwandspannung kann über entsprechende Nervenreize ausgelöst werden. Besonders beim Übergang aus der liegenden Position zum Stehen, aber auch bei psychischer Belastung paßt sich die Venenwandspannung durch solche Reize der jeweiligen Situation an.

Venentonus paßt sich der Situation an

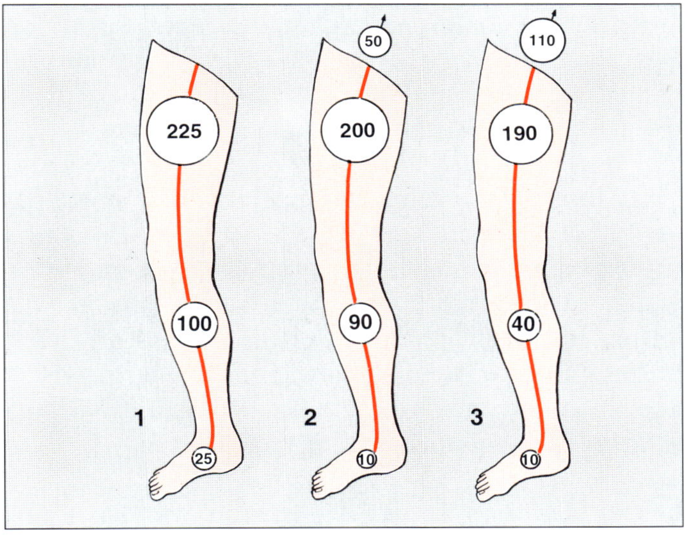

Abb. 5

So verteilt sich das Blut in den Beinen (gemessen in Millilitern): im Stehen (1), nach dem Zusammenziehen der Venen bei Kälte (2) und nach körperlicher Belastung (3).

Verändert sich die Temperatur unserer Umgebung, wirkt sich das ebenfalls auf die Wandspannung des oberflächlichen Venensystems aus. So wird bei Kälte der Querschnitt der venösen Blutgefäße deutlich reduziert und damit, bei gleichzeitig beschleunigtem Blutrückfluß, auch die im Venensystem der Gliedmaßen gespeicherte Blutmenge zum Körperstamm verlagert. Abbildung 5 zeigt diese wechselnde Blutverteilung in den Beinen.

Leitfunktion der Venenklappen

Die Venenklappen sind für den venösen Rückfluß aus den Gliedmaßen von besonderer Bedeutung. Sie leiten gleichsam das Blut von den Außenbereichen des Körpers zum Herzen hin. Jede Druckerhöhung, die oberhalb einer Venenklappe auftritt, z.B. beim Aufstehen aus der liegenden Position, führt dazu, daß die Venenklappen geschlossen werden und das Blut nicht wieder in die Beine zurückfließen kann.

Arterienpumpe erzeugt Druck auf die Vene

Verlaufen pulsierende Schlagadern in unmittelbarer Nachbarschaft von Venen, so üben die Pulswellen der Arterien einen rhythmischen Druck auf die Venen aus (arterio-venöse Kopplung). Mit Hilfe der nach oben durchgängigen und nach unten geschlossenen Venenklappen wird das Blut aus der zusammengedrückten Vene zum Körperstamm zurückgepumpt (s. Abb. 6).

Beinmuskelpumpe befördert Blut nach oben

In den Beinen hat die sogenannte venöse Beinmuskelpumpe für den Blutrückfluß eine ganz entscheidende Bedeutung. Sie setzt sich aus mehreren Teilabschnitten zusammen und beginnt im Zehen- und Fußsohlenbereich, wo durch das Auftreten und Abrollen des Fußes beim Gehen die Blutgefäße zusammengepreßt und regelmäßig entleert werden. Darüber setzt die sogenannte Sprunggelenkspumpe ein, die bei Auf- und Abbewegungen und der damit verbundenen Muskel-

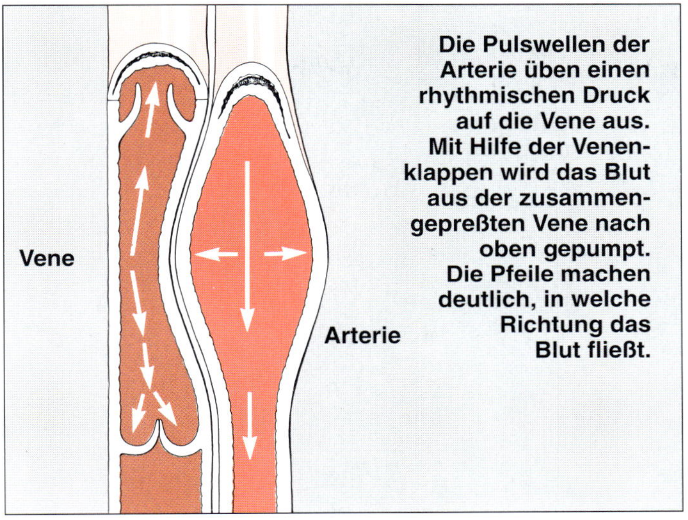

Abb. 6

Arterienpumpe

arbeit hilft, das Blut weiter nach oben zu transportieren. Die eigentliche Wadenmuskelpumpe ist eine bedeutsame Kraft (s. Abb. 7). Durch Anspannung und Erschlaffung der Muskulatur im Unterschenkelbereich, die in ihrer straffen bindegewebigen Hülle ein entsprechendes Widerlager findet, wird das Blut herzwärts gepreßt. Dabei fällt in den entleerten tiefen Venen der Druck deutlich ab, so daß aus den oberflächlichen Bereichen des Venensystems unter der Haut das Blut über die Verbindungsvenen in die Tiefe gesaugt und bei den nachfolgenden Kontraktionen (von kontrahieren = zusammenziehen) über die tiefen Leitvenen zum Körperstamm hin fortbewegt wird.

Pump-Saug-Mechanismus

Dieser Saug- und Pumpmechanismus ist für die normale Funktion des venösen Rückstromes im

Abb. 7

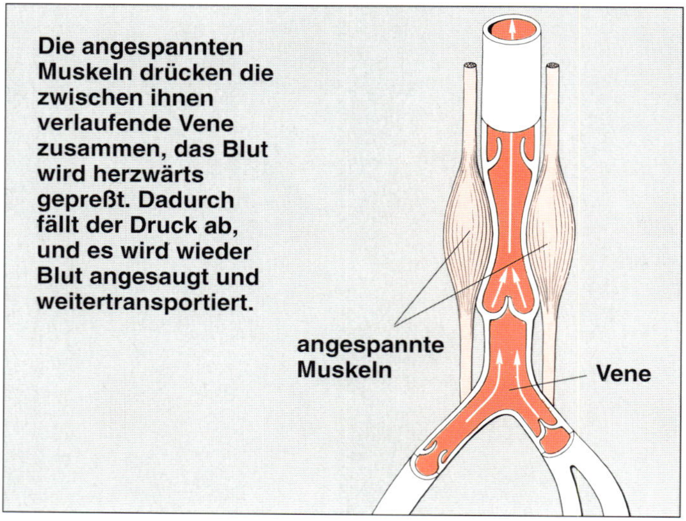

Beinmuskelpumpe

Stehen, Gehen, Laufen und bei anderen körperlichen Bewegungen von ganz besonderer Wichtigkeit (s. Abb. 8). Beinmuskulatur und Venenklappen bilden dabei eine sehr wirkungsvolle Einheit, deren Funktion es bei Venenerkrankungen möglichst unbeeinträchtigt zu erhalten gilt.

Zweiphasen- oder »Zwerchfellpumpe«

Oberhalb des Leistenbandes setzt eine sogenannte Zweiphasenpumpe ein, die über das Zusammenspiel von Bauchmuskulatur und Atemmuskulatur arbeitet. Bei tiefem Einatmen bewegt sich das Zwerchfell in Richtung Bauchraum, was dazu führt, daß der Bluteinstrom aus den Beinen durch den etwas höheren Druck im Bauchraum verlangsamt und durch Zuschlagen der Venenklappen unterbrochen wird. In der nachfolgenden Atmungsphase bewegt sich das Zwerchfell wieder in

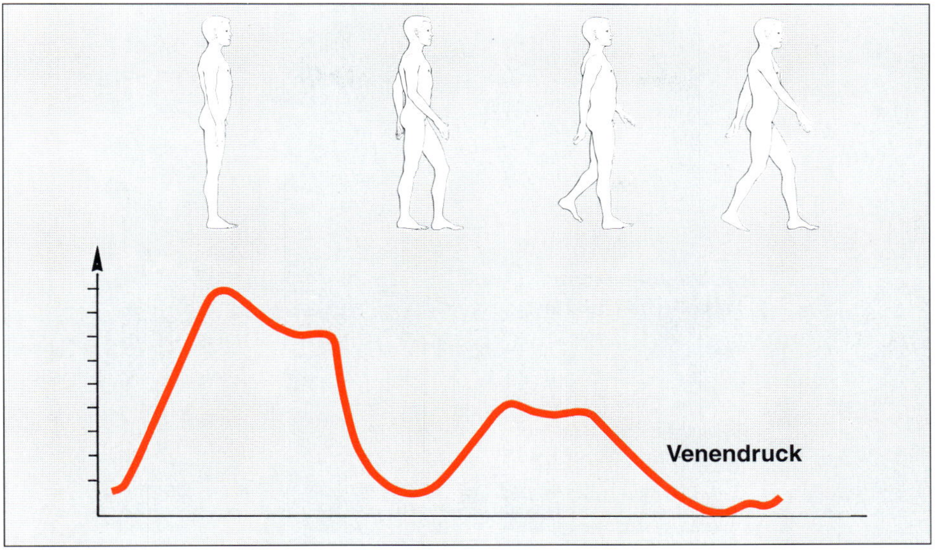

Beim Gehen sinkt der Blutdruck in den Beinvenen deutlich ab. *Abb. 8*

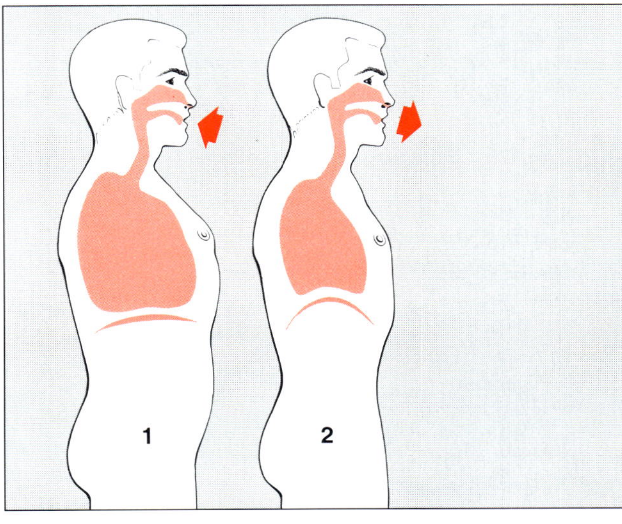

Tiefes Einatmen bewegt das Zwerchfell in Richtung Bauchraum. Der Druckanstieg hält das Blut in den Beinvenen zurück (1). Beim Ausatmen bewegt sich das Zwerchfell in den Brustkorb hinein, durch den Druckabfall gelangt das Blut in die Venen des Bauchraums (2).

Zweiphasen- oder Zwerchfellpumpe *Abb. 9*

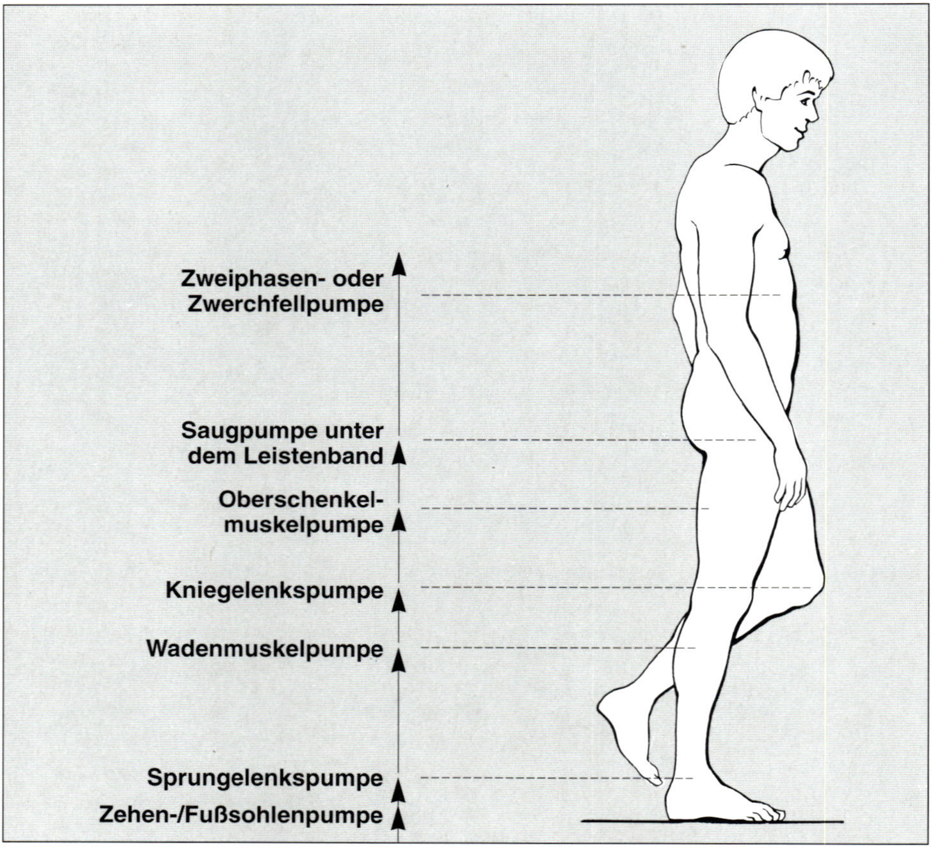

Abb. 10 **Das Aufeinanderfolgen der verschiedenen Pumpmechanismen befördert das venöse Blut zum Herzen zurück.**

den Brustkorb hinein und bewirkt damit eine Absenkung des Druckes im Bauchraum (s. Abb. 9). Dadurch kann das Blut aus den Beinen jetzt in die Venen des Bauchraumes gelangen und wird so schubweise über die untere Hohlvene zur rechten Vorkammer des Herzens fortbewegt. Die Abfolge

Zusammenspiel aller Pumpen

der geschilderten Pumpmechanismen ist in Abbildung 10 noch einmal im Überblick dargestellt.

Ähnlich wird das Blut aus den oberen Körperpartien, den Armen und dem Kopf durch den Einfluß der Atmung zum Herzen transportiert.

Das Wissen um dieses komplizierte Zusammenspiel zwischen ununterbrochenem venösen Blutrückfluß, Bewegung und Atmung ist wichtig, um das notwendige Verständnis für die verschiedenen physikalischen Maßnahmen aufbringen zu können, die bei der Behandlung von Venenleiden die venöse Blutzirkulation verbessern sollen.

Damit das Blut ungehindert und in ausreichender Menge durch die Venen fließen kann, müssen also folgende Faktoren zusammenwirken:

- der geringe Restdruck aus der Pumpleistung des Herzens, der noch in den Venen herrscht;
- die wechselnde Wandspannung der Venen (Venentonus);
- das Öffnen und Schließen der Venenklappen;
- der rhythmische Druck der pulsierenden Arterien auf die Venen;
- die aufeinanderfolgende Tätigkeit von Fußsohlenpumpe, Sprunggelenkspumpe, Waden- und Oberschenkelpumpe und Zweiphasenpumpe im Bauchraum.

Farbtafel 1: Blutkreislauf und Lymphsystem

① Blutkreislauf mit arteriellem (rot) und venösem Gefäßsystem (blau) und Kapillaren im Bereich der Lunge ② und der Niere ③. Das Herz ④ ist die Pumpe in diesem System.

⑤ Kapillaren (Haargefäße) mit muskulösen Gefäßwänden regeln durch Weit- und Engstellen die Blutversorgung.

⑥ Das Lymphgefäßsystem nimmt Lymphflüssigkeit aus dem Gewebe auf und führt sie dem Blutkreislauf zu. Eingeschaltet sind Lymphknoten ⑦.

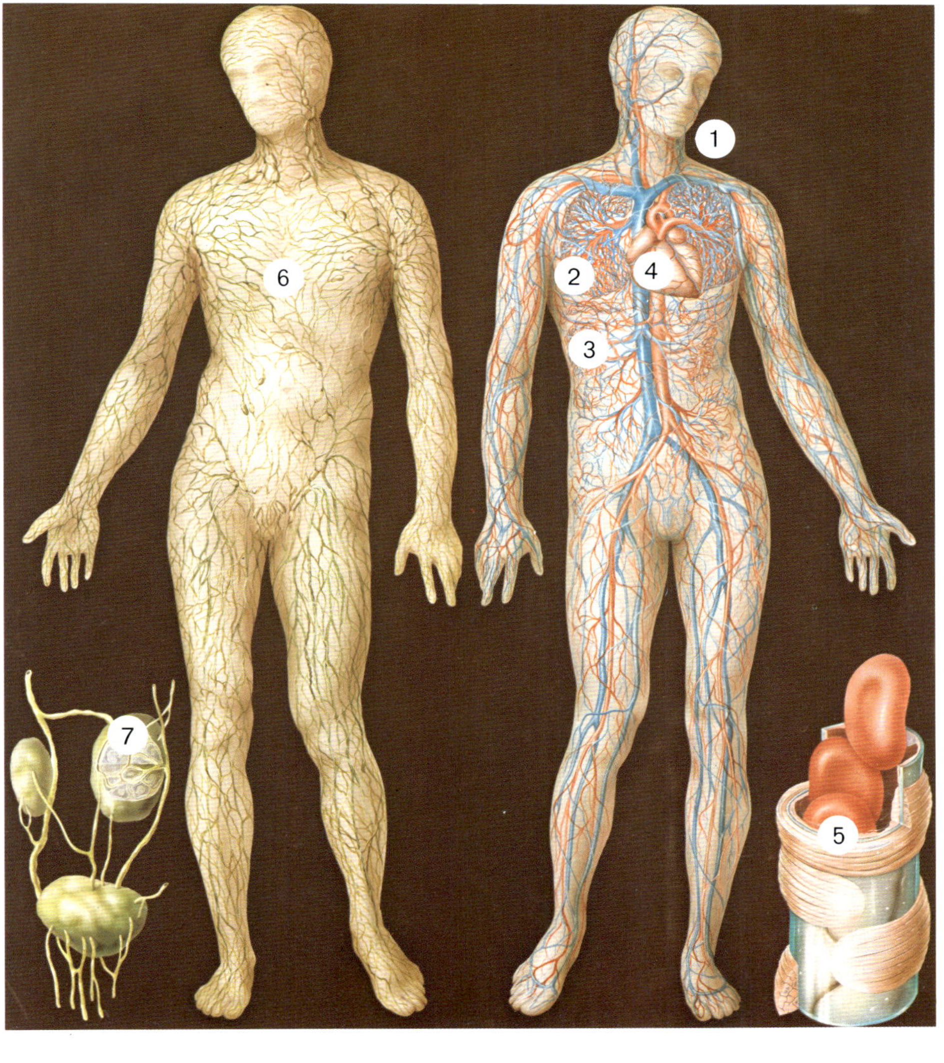

Farbtafel 2: Krampfadern

① **Unterschenkel mit gut ausgebildeten Venen.**

② **Wadenmuskel**

③ **Starke Ausbildung von Krampfadern**

④ **So liegen die Venen zwischen Muskulatur, Bindegewebe und Haut.**

⑤ **Lockeres Bindegewebe mit Wassereinlagerungen (Ödem)**

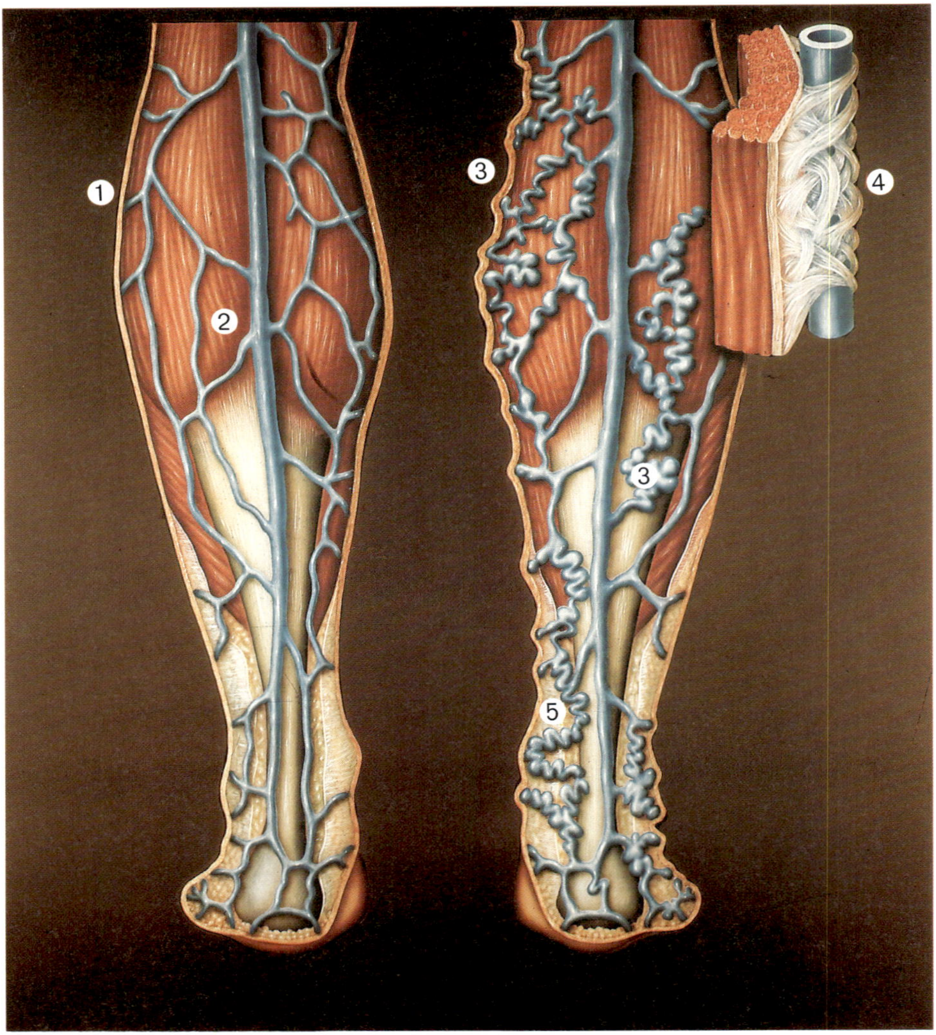

Was bedeutet »Krampfader«?

Weil die starke Schlängelung ein sehr charakteristisches sichtbares Merkmal der Krampfadern ist, wurden sie im deutschsprachigen Raum im Mittelalter als »Krummader« bezeichnet. Im Laufe der Sprachentwicklung ist daraus das Wort »Krampfader« entstanden. Viele Menschen glauben deshalb, derartig ausgeprägte Venenveränderungen müßten mit Krämpfen im Bereich der Beine einhergehen. Diese Wadenkrämpfe, die häufig auch nachts vorkommen, haben jedoch mit der Erkrankung der Beinvenen nichts zu tun.

Krampfader kommt von »krumm«

Das Erscheinen von Krampfadern (Varizen) wird von den Ärzten als Varikosis bezeichnet. Sind solche Varizen einmal entstanden, bilden sie sich nicht mehr von allein zurück. Solange sie auf Teile des oberflächlichen Venensystems beschränkt bleiben, dauert es oft lange Zeit, bis wesentliche Beschwerden auftreten.

Wie entstehen Krampfadern?

Krampfadern können sich auf verschiedene Art entwickeln. Nach ihrer Entstehungsweise unterscheidet man die sogenannte primäre Varikosis, die sich bei über 70 % der Erkrankten findet, von der sekundären Varikosis. Bei der primären Form liegt die Ursache in einer angeborenen Venenwandschwäche. Die Gefäßwand ist anfälliger für Störungen – wie z.B. erhöhten Blutdruck in den Venen – als bei Menschen ohne diese erbliche Veranlagung.

Hauptursache: Venenwandschwäche

Körperliche Belastungen, manchmal begünstigt durch hormonelle Faktoren, bewirken einen Anstieg des Blutdrucks in den Venen, der die ohnehin geschwächte Venenwand stark dehnen kann. Die Muskulatur in der Venenwand sorgt in der Ruhephase dafür, daß sich die Vene wieder auf ihren normalen Durchmesser verengt. Vereinfacht dargestellt passiert dabei nichts anderes, als wenn Sie einen Luftballon aufblasen und dann die Luft wieder entweichen lassen. Im Lauf der Zeit erschlafft die Venenwandmuskulatur, so daß besonders in den Bereichen des oberflächlichen Venensystems die Gefäßerweiterung bestehenbleibt. Die Wanddehnung führt zwangsläufig auch dazu, daß die Venenklappen zu weit auseinanderstehen und sich nicht mehr schließen können (s. Abb. 11). Der darunter gelegene Venenabschnitt muß den erhöhten Druck mit aufnehmen, und so breitet sich die Erkrankung schrittweise weiter aus. Besonders langes Stehen oder Sitzen sowie Bewegungsmangel ganz allgemein fördern die Ausbildung erweiterter Venen und das Voranschreiten der Varikosis (s. Farbtafel 2).

Erweiterte Venen ...

... verengen sich nicht mehr

Schwangerschaft fördert Krampfadern

Durch hormonelle Veränderungen bei einer Schwangerschaft werden die Anlagen zur Venenschwäche sehr ungünstig verstärkt. Besonders während der letzten Monate übt die wachsende Gebärmutter außerdem Druck auf die Venen im kleinen Becken aus (s. Abb. 12). Nicht selten bleiben nach der Entbindung deutliche Venenerweiterungen bestehen, die in der Folgezeit den Fortgang des Krampfaderleidens beschleunigen.

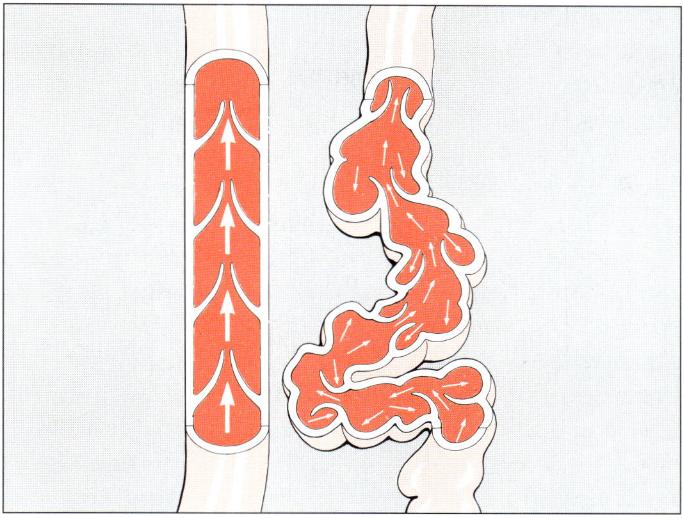

Abb. 11

Blutströmung in der gesunden Vene (links) und in der Krampfader (rechts)

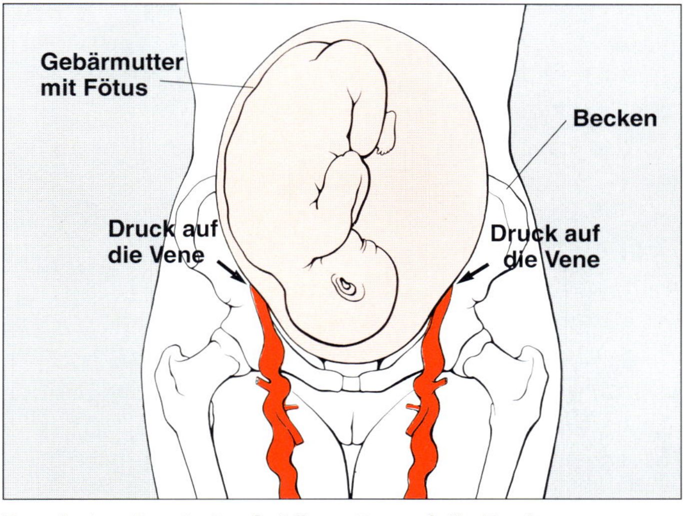

Abb. 12

Durch den Druck der Gebärmutter auf die Beckenvenen während der letzten Schwangerschaftsmonate staut sich das Blut zurück.

Seltenere Ursachen der Varikosis können ein angeborener Mangel an Venenklappen oder fehlerhafte Kurzschlußverbindungen zwischen dem arteriellen und dem venösen Gefäßsystem sein.

Für die erbliche Bedingtheit des Krampfaderleidens spricht, daß bei Eltern, die beide Krampfadern haben, drei Viertel der Töchter und zwei Drittel der Söhne ebenfalls Krampfadern bekommen. Diese familiäre Belastung wird über mehrere Generationen weitergegeben, so daß auch die Venenerkrankungen der Großeltern sich auf die Enkel auswirken können. Daß eine Venenwandschwäche angeboren ist, belegen spezielle Untersuchungen an 10- bis 12jährigen Kindern, bei denen in bis zu 10 % der Fälle bereits Funktionsstörungen des Venensystems nachgewiesen wurden. Entgegen früheren Annahmen ist diese primäre Varikosis nicht auf das oberflächliche Venensystem begrenzt; sie greift auch auf das tiefe Venensystem über.

Vererbung über mehrere Generationen

Sekundäre Krampfadern

Die sekundäre Ausbildung von Krampfadern (sekundäre Varikosis) an den Beinen entsteht im Gefolge von Verlegungen oder Verstopfungen (Thrombosen) der tiefen, unter der Muskulatur verlaufenden Venen. In diesen Fällen kann das Blut über die tiefen Venen nicht zum Körperstamm zurückfließen. Es kommt zu einem starken Druckanstieg unterhalb der Verlegung, die Gefäßwände dehnen sich aus, und die Venenklappen schließen sich nicht mehr. Das Blut gelangt nun aus dem Bereich der tiefen Venen in umgekehrter Fließrichtung durch die Verbindungsvenen (Venae perforantes) zur oberflächlichen Abstrombahn. Da das Blut zunehmend den Weg über das oberflächliche Venensystem gehen muß, weiten sich hier die Gefäßwände, und es bilden sich sekundäre Krampfadern (s. Abb. 13), die aber eine wichtige Funktion für den venösen Rückfluß haben. Denn über sie erreicht dann das Blut den Körperstamm, so daß bei weiterer Entwicklung der sekundären Varizen die stauungsbedingten Beinbeschwerden nach der Thrombose deutlich abnehmen. Hier liegt also kein primärer, angeborener Venenschaden vor, sondern diese Form der Krampfadern stellt einen Hilfsmechanismus des Körpers dar, um die Blutzirkulation auf anderen Wegen aufrechterhalten zu können.

Bei Thrombose sucht sich das Blut neue Wege

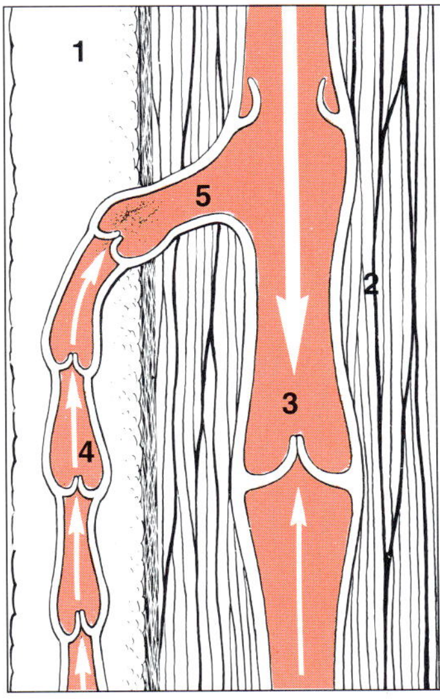

Durch eine Verstopfung (Thrombose) der tiefen Beinvenen staut sich das Blut zurück. Die Gefäßwände dehnen sich aus, und die Klappensegel schließen nicht mehr (links). Das Blut fließt nun entgegen seiner eigentlichen Richtung über die Verbindungsvenen ins oberflächliche Venensystem. Es kommt zur Bildung sekundärer Krampfadern (rechts).

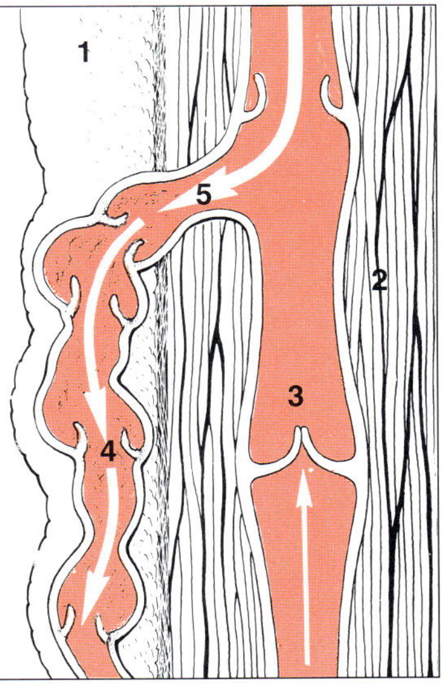

Sekundäre (durch Verlegung der tiefen Venen ausgelöste) Krampfaderbildung. 1 Haut, 2 Muskel, 3 tiefe Vene, 4 oberflächliche Vene, 5 Verbindungsvene ***Abb. 13***

Hier noch einmal der Unterschied zwischen primären und sekundären Varizen auf einen Blick:

- Das primäre Krampfaderleiden ist durch erbliche Venenwandschwäche bedingt. Alltagsbelastungen und Alter tragen zum schnellen Fortschreiten der Erkrankung bei.
- Sekundäre Krampfaderbildungen werden nach Thrombosen oder anderen Verlegungen des Venensystems beobachtet. Sie haben die wichtige Funktion eines Umgehungskreislaufes.

Krampfadern zwischen Kosmetik und Krankheit

Nach ihrer Form unterscheidet man ganz verschiedene Typen von Krampfadern.

Besenreiser: winzig kleine Krampfadern

Die **Besenreiser-Varizen** (s. Farbtafel 5) stellen eine Art »Miniaturkrampfader« dar. Es sind winzige, in der obersten Hautschicht verlaufende kleine Venen, die hier erweitert durch die Haut sichtbar sind. Man findet sie meist an der Innenseite der Unterschenkel, an der Vorderseite der Oberschenkel und an den Fußrändern, wo sie teilweise kranzförmig angeordnet sein können und in ihrer Form kleinen Kolben ähneln. Die Besenreiser-Varizen treten vereinzelt als Sternstrahlen oder fächerförmige Muster auf und sind von hell- bis dunkelblauroter Farbe. Im Gegensatz zu erweiterten Kapillargefäßen lassen sie sich durch Druck mit einem Glasspatel nicht leerdrücken. Nicht selten sind diese Minikrampfadern netz- oder arkadenförmig um eine größere Krampfader angeordnet und signalisieren damit die insgesamt vorhandene Venenwandschwäche.

Die Besenreiser haben keine Bedeutung für den Gesamtkreislauf und verursachen auch keine weiteren Symptome, die im Laufe der Jahre eine Verschlechterung des Venenleidens nach sich ziehen würden. Sie werden zwar oft als störend empfunden, stellen aber eher ein kosmetisches Problem dar. Manchmal können Besenreiser, auch durch Verletzungen von außen, zu kleinen flächenhaften Blutungen führen, die ebenfalls nur aus kosmetischen Gründen Beachtung verdienen.

Störend, aber ohne Folgen

Sind diese Miniaturkrampfadern über den gesamten Unterschenkel oder das ganze Bein netzförmig verteilt, so spricht man von sogenannten **retikulären Varizen**. Es handelt sich um unregelmäßig verlaufende, dunkelblau durch die Haut sichtbare Venenerweiterungen mit einem Durchmesser von 2 bis 5 mm und von etwa gleicher Stärke (s. Farbtafel 5). Sie entstehen in erster Linie durch die angeborene Wandschädigung; Störungen des venösen Blutkreislaufs (z.B. Druckerhöhung) spielen dabei nur eine untergeordnete Rolle. Am häufigsten zeigen sie sich im Unterschenkelbereich und an der Außenseite des Oberschenkels. Auch hier steht mehr die Kosmetik im Vordergrund. Nur sehr selten empfinden die Betroffenen ein gewisses Schweregefühl in den Beinen. Wie alle primären Krampfaderleiden dehnt sich die Erkrankung mit der Zeit aus, so daß in

Retikuläre Varizen: am ganzen Bein

den höheren Lebensaltern auch die retikuläre Varikosis zur Krankheit werden kann.

Stammvarizen: an den Hauptvenen

Befällt das Venenleiden die großen Hauptvenen des oberflächlichen Venensystems, so spricht man von einer sogenannten **Stammvarikosis** (s. Farbtafel 5). Sie betrifft entweder den Bereich der sogenannten großen Rosenader (Vena saphena magna) oder die auf der Rückseite des Unterschenkels verlaufende kleine Rosenader (Vena saphena parva). Erkrankungen isolierter einzelner Seitenäste, die in diese oberflächlichen Haupt- oder Stammvenen einmünden, bezeichnet man als **Seitenastvarikosis.** Ganz allgemein sind hier die Venenerweiterungen über Teilabschnitte oder über die gesamte Stammvene ausgedehnt. Die Venen können bis über Fingerdicke angeschwollen sein. Sie verlaufen dann sehr stark geschlängelt und mit deutlichen Aussackungen. Ist nur ein Teil des oberflächlichen Beinvenensystems von dieser Gefäßerweiterung betroffen, treten zunächst keine Beschwerden auf. In diesem Fall steht die kosmetische, von außen sichtbare Venenerweiterung an erster Stelle. Erreicht diese Form der Varikosis jedoch größere Ausmaße und kommt eine Beteiligung des tiefen Venensystems hinzu, so bleiben ernsthafte Folgen nicht aus.

Seitenast-varizen

Beschwerden bei weiterer Ausweitung

Im allgemeinen klagen Venenkranke über Spannungen und Druckbeschwerden in beiden Beinen, die im Laufe des Tages langsam zunehmen. Infolge des schlechten Blutrückflusses schwellen Knöchel, Füße und Unterschenkel an, und die damit verbundene Dehnung der Haut verursacht diese Spannungsgefühle. Da sich in den Beinvenen eine größere Blutmenge angesammelt hat als bei normal funktionierender Zirkulation, nimmt natürlich auch das Gewicht der Beine zu, die dem Betroffenen jetzt schwer erscheinen. Im Bereich der gedehnten Haut kann der Schwellungsdruck nicht selten zu Gefühlsstörungen (Parästhesien) führen.

»Schwere Beine« und Schwellungen

Muskelkrämpfe, insbesondere Wadenkrämpfe, sind dagegen kein Hinweis auf eine Venenerkrankung. Auch nächtliche Krämpfe der Fußmuskulatur, die mitunter sehr schmerzhaft sind und den Schlaf auf unangenehme Weise unterbrechen, werden nicht durch Krampfadern hervorgerufen. Dafür können Abnutzungserscheinungen an der Wirbelsäule oder Störungen in der Muskulatur selbst verantwortlich sein. Treten solche Beschwerden auf, so sollten Sie zum Arzt gehen. Nur er kann die Ursache klären und die richtige Behandlung einleiten.

Muskelkrämpfe haben andere Ursachen

Krampfadern können also ganz unterschiedlich ausgeprägt sein:

- Besenreiser und retikuläre Varizen sind ein vorwiegend kosmetisches Problem.
- Größere und oberflächliche Venenerweiterungen bleiben lange ohne Beschwerden.
- Treten bei Stammvarizen Beschwerden auf, müssen sie unbedingt behandelt werden.

Verlauf und Komplikationen bei Krampfaderleiden

Krampfadern finden sich zu 90 % im Bereich der Beine. Diese Tatsache macht uns noch einmal deutlich, wie eng der Blutdruck im Venensystem und die angeborene Venenwandschwäche zusammenspielen. Außer an den Beinen kann man Varizen aber auch in anderen Körperbereichen feststellen:

Varizen nicht nur an den Beinen

- Hoden (Varikozele);
- Afterbereich (Hämorrhoiden);
- Bauchhaut (»Medusenhaupt«);
- Magen und Speiseröhre (Ösophagusvarizen).

Krampfadern am Bein betreffen am häufigsten die große Rosenader (Vena saphena magna). Je nach Ausdehnung lassen sich dabei vier Krankheitsstadien abgrenzen.

Die Stadien der Varikosis

Stadium I: Die Venenklappe vor der Einmündung der großen Rosenader in die tiefe Beinvene (Mündungsklappe) unterhalb des Leistenbandes schließt sich nicht mehr.

Stadium II: Die Varikosis erstreckt sich von der Mündungsklappe bis oberhalb des Knies.

Stadium III: Die Gegend unterhalb des Knies ist einbezogen.

Stadium IV: Die Krampfaderbildung hat das Sprunggelenk erreicht.

Diese Einteilung ist auch für die operative Behandlung besonders wichtig.

Erkrankung nimmt mit dem Alter zu

Das primäre Krampfaderleiden, das durch eine angeborene Venenwandschwäche bedingt ist, beginnt im 2. Lebensjahrzehnt und nimmt mit dem Älterwerden in Form und Ausdehnung zu. Gleichzeitig verschlechtert sich allmählich die venöse Kreislaufsituation. Dieser Verschlechterung liegen zwei wesentliche Vorgänge zugrunde: Einmal verlangsamt sich die Blutströmung in den betroffenen Gefäßen. Zum anderen bewirken die durchlässig gewordenen Venenklappen besonders im Stehen und bei längerem Sitzen einen Blutdruckanstieg in diesen Venenbereichen.

Ernährung der Haut gestört

Mit der Beeinträchtigung des venösen Kreislaufs gehen Ernährungsstörungen der Haut einher. Die befallenen Hautflächen verfärben sich bräunlich, verdicken sich und reagieren auf Druck mit Schmerzen. Setzt sich die Krankheit fort, so wird die Ernährung von Haut und Gewebe so nachhaltig gestört, daß ein Unterschenkelgeschwür oder »offenes Bein« entsteht – die schwerste Form bzw. das Endstadium der chronischen Venenerkrankung.

Weil in den erweiterten Venen das Blut wesentlich langsamer fließt, werden auch die Gefäßwände nicht ausreichend mit Nährstoffen versorgt. Es entwickelt sich eine örtlich begrenzte Entzündungsreaktion, die die gereizte Vene als heißen und schmerzhaft verdickten Strang äußerlich erkennbar macht. Werden diese Symptome nicht beachtet, so kommt es zu einer Entzündung des befallenen Krampfaderbereiches (Varikophlebitis).

Entzündung der Krampfadern

An der entzündeten Gefäßwand bildet sich, begünstigt durch die herabgesetzte Fließgeschwindigkeit des Blutes, nicht selten ein Blutgerinnsel, das den Entzündungsprozeß an dieser Stelle noch verstärkt. Die Folgen für den Erkrankten sind eine sehr deutliche Erwärmung, eine sichtbare Rötung und ein starker Druckschmerz am betroffenen Beinabschnitt.

In Knöchelhöhe oder kurz darüber zeigen sich mitunter Venenerweiterungen, die nur von einer papierdünnen, durchsichtigen Haut bedeckt sind. Durch kleinste Verletzungen können diese Krampfadern platzen und eine Blutung auslösen. Oft wird eine solche Blutung erst entdeckt, wenn das austretende Blut ein Gefühl von feuchter Wärme auf der Haut verursacht.

Bei Blutung Beine hoch!

Es kann relativ schnell zu einem hohen Blutverlust kommen. In diesem Fall helfen nur sofortiges Hochlagern der Beine und ein Druckverband, die Blutung zu stillen!

Es ist sehr wichtig, daß die verschiedenen Formen des Krampfaderleidens rechtzeitig erkannt werden. Dies ist bei den äußerlich sichtbaren Veränderungen eigentlich nicht schwierig. Dabei darf es aber nicht bleiben:

Frühzeitige Behandlung wichtig

Entsprechend der Ausdehnung und Form des Krankheitsbildes sollte möglichst früh die geeignete ärztliche Behandlung einsetzen, um den Prozeß des Fortschreitens aufzuhalten und wirksam gegen eine weitere Verschlechterung vorgehen zu können.

Noch einmal das Wichtigste zur Krampfaderentwicklung und ihren Folgen:

- Krampfadern entstehen hauptsächlich an den Beinen, finden sich aber auch in anderen Bereichen des Körpers.
- Je nach Ausdehnung des krankhaften Befundes werden vier verschiedene Stadien unterschieden.
- Unzureichende Behandlung führt zu Veränderungen an der Haut und schließlich zum chronischen Venenleiden (chronisch venöse Insuffizienz).
- Als Komplikationen können eine Entzündung der Krampfadern (Varikophlebitis) oder eine Varizenblutung hinzukommen.

Die Behandlung von Krampfadern

Behandlung verhindert Spätfolgen

Krampfadern können zwar nicht geheilt werden – weder durch Medikamente noch durch eine Diät oder sonstige Maßnahmen –, doch lassen sich bei frühzeitig einsetzender Behandlung schlimmere Folgen verhindern. Notwendigkeit und Art der Behandlung hängen von folgenden Faktoren ab:

- Typ der Krampfadern;
- Ort und Ausmaß der Venenveränderungen;
- Beschwerden und zu erwartende Folgen der Erkrankung.

Haben sich die Krampfadern innerhalb von Jahren nur wenig verändert und setzen dann doch Beschwerden ein, genügen oft eine konservative Behandlung mit einem Kompressionsverband oder Kompressionsstrümpfen (s. Kapitel »Die Behandlung der chronischen Venenerkrankung«) und die Einhaltung vorbeugender Maßnahmen, wie sie am Ende dieses Ratgebers empfohlen werden.

Kompressionsverband oft ausreichend

Wenn die ärztliche Untersuchung ergeben hat, daß die Krampfadern beseitigt werden sollten, so bieten sich dafür zwei Möglichkeiten an: Verödung und operative Entfernung.

Verödung (Sklerosierung)

Bei dieser Behandlungsmethode wird in die erweiterte oberflächliche Vene – und zwar an bestimmten Stellen, wo die Aussackung besonders deutlich ist und die Venenklappen nicht mehr funktionieren – ein Mittel eingespritzt, das die Innenwand der Vene an einem kurzen, begrenzten Stück schädigt und dort eine kleine Entzündung hervorruft. Sie führt dazu, daß die Gefäßinnenwände miteinander verkleben und verwachsen und die vormalige Krampfader stillgelegt wird. Um dieses Ziel sicher zu erreichen, müssen die durch das Verödungsmittel geschädigten Venenwände zusätzlich zusammengedrückt und aufeinandergepreßt werden, und zwar mit Hilfe eines sofort nach dem Eingriff angelegten Kompressionsverbandes. (Wie man einen solchen Verband richtig anlegt, wird im Kapitel »Der Kompressionsverband« ausführlich beschrieben.) Die nächsten zwei Stunden sollte der Patient unbedingt

Krampfadern werden stillgelegt

herumlaufen, um auf diese Art und Weise den venösen Blutrückfluß möglichst hoch zu halten. Dadurch wird das restliche Verödungsmittel rasch mit Blut verdünnt und abtransportiert. Die heute zur Verfügung stehenden Verödungsmittel haben gleichzeitig eine örtlich schmerzlindernde Wirkung, so daß außer dem Einstich der Nadel keine weiteren Schmerzen auftreten.

Gleich nach dem Eingriff laufen!

Den unmittelbar nach der Verödungsbehandlung angelegten Kompressionsverband muß der Patient für mindesten vier Wochen tragen, um den gewünschten Erfolg zu erreichen. Die durch die Verödung erzeugte Entzündung des Venenabschnittes muß örtlich begrenzt gehalten werden.

Kompressionsverband notwendig

Eine Verödungsbehandlung ist also nur dann sinnvoll, wenn die Venenkranken ohne Behinderung laufen können. Im allgemeinen sollen die Patienten für die Dauer dieser Behandlung auch nicht ihrer Arbeit fernbleiben, sondern gerade ihr normales alltägliches Leben einschließlich Laufen und Gehen – immer mit angelegtem Kompressionsverband – weiterführen.

Welche Krampfadern können verödet werden? Die Verödungsbehandlung wird bei Krampfadern dann angewandt, wenn es sich um kurzstreckige Venenerweiterungen handelt, die bestimmte Seitenäste betreffen, aber auch die Hauptstämme der großen und kleinen Rosenader befallen haben. Wichtig ist, daß die Verödung in mehreren Schritten erfolgen kann. An verschiedenen Tagen werden dann bestimmte Abschnitte der erweiterten

Wann ist Verödung sinnvoll?

Venen verödet, um mit der anschließenden Kompressionsbehandlung nach und nach das gesamte Bein zu sanieren. Eine andere Möglichkeit ist die Beschränkung auf eine Sitzung, während der an verschiedenen Stellen des erweiterten Venensystems nacheinander mehrere Injektionen mit dem Verödungsmittel vorgenommen werden, um ein optimales Behandlungsergebnis in relativ kurzer Zeit zu erzielen.

Verödung nur bei Teilvarikosis

Bei einer ausgeprägten Stammvarikosis, d.h. wenn im gesamten Verlauf des oberflächlichen Venensystems von unterhalb des Leistenbandes bis zum Knöchel die Venenklappen nicht mehr funktionieren und die Gefäße erweitert sind, ist eine Verödungsbehandlung nicht günstig. Hier sollte man der Operation den Vorzug geben. Eine Verödung kommt also vorwiegend bei Seitenastvarikosis oder Teilvarikosis in bestimmten Bereichen des Beines in Frage, da man auf diese Art und Weise schnell den erkrankten Abschnitt des oberflächlichen Venensystems ausschalten kann.

Auch die Besenreiser-Varizen und die netzförmige Varikosis bieten sich für die Verödung an. Hier sind rein kosmetische Beweggründe maßgeblich für die Entscheidung.

Am Anfang steht die Untersuchung

Vor der Behandlung muß durch eine sorgfältige Untersuchung (s. Kapitel »Apparative Untersuchungsmethoden«) sichergestellt werden, daß das tiefe Venensystem in seiner Funktion nicht beeinträchtigt ist.

Bei Patienten, die Bettruhe einhalten müssen oder unter schweren Erkrankungen leiden, können Krampfadern nicht verödet werden.

Das Wichtigste zur Krampfaderverödung auf einen Blick:

- Bei der Verödung wird in die erweiterte oberflächliche Vene ein Mittel gespritzt, das eine Entzündung der Gefäßwand verursacht. Die Venenwände verkleben und verwachsen unter Druck und legen die Krampfader still.
- Veröden lassen sich Besenreiser und retikuläre Varizen sowie Seitenastvarizen.
- Bei einer Stammvarikosis ist die Verödung nur unter bestimmten Umständen sinnvoll.
- Der Venenpatient muß mindesten vier Wochen lang einen Kompressionsverband tragen.
- Er muß nach der Behandlung laufen können.

Operation

Bei starker Varikosis Operation

Sind größere Abschnitte des oberflächlichen Venensystems erkrankt, d.h. also längere Strecken der Stammvenen in ihrer Funktion gestört, kommt eine Krampfaderoperation in Frage. Auch wenn die Erkrankung deutliche Beschwerden macht und die Gefahr besteht, daß sich in nächster Zeit bei weiterer Verschlechterung eine chronische Beinveneninsuffizienz (mehr dazu im Kapitel »Die chronische Venenerkrankung«) entwickelt, sollte operiert werden. Dagegen sind netzförmige, kleinere Venenerweiterungen (retikuläre Varikosis) und die sogenannte Besenreiser-Varikosis nicht operativ zu behandeln. Auch vor einer Varizenoperation muß durch entsprechende Untersuchungen kontrolliert werden, inwieweit das tiefe, unter der Muskulatur verlaufende Venensystem intakt ist bzw. nur geringe Funktionsstörungen zeigt. Erst wenn diese Grundbedingung erfüllt ist, kann man die oberflächlichen Venen durch eine Operation entfernen, ohne den Blutrückfluß im behandelten Bein zu beeinträchtigen und damit weitergehende Komplikationen auszulösen.

Tiefe Venen müssen intakt sein

Bei der Operation wird der erweiterte und nicht mehr richtig arbeitende Venenabschnitt aus dem Bein herausgezogen. Durch einen kleinen Einschnitt im oberen Bereich der Hauptstammvene dringt der Chirurg zur Einmündungsstelle der oberflächlichen Venen ins tiefe Venensystem (sogenannte »Crosse«) vor und unterbindet dort die große Rosenader. In einem zweiten Schritt sucht er dann den untersten Punkt der Venenfunktionsstörung auf und legt dort wiederum durch einen kleinen Hautschnitt die Vene frei. In diese Vene wird nun ein Draht eingeführt und bis zur oberen Operationswunde vorgeschoben (s. Abb. 14). Auf die Spitze dieser Sonde wird ein Metallknopf aufgeschraubt und mit Hilfe eines Handgriffs am Sondenende der gesamte erkrankte Venenstamm nach unten herausgezogen (»Venenstripping«). Danach verschließt der Chirurg die Operationswunde und versieht den Kranken mit einem Kompressionsverband, mit dem er noch am Tag der Operation aufstehen und herumlaufen sollte.

Erkrankte Vene wird entfernt

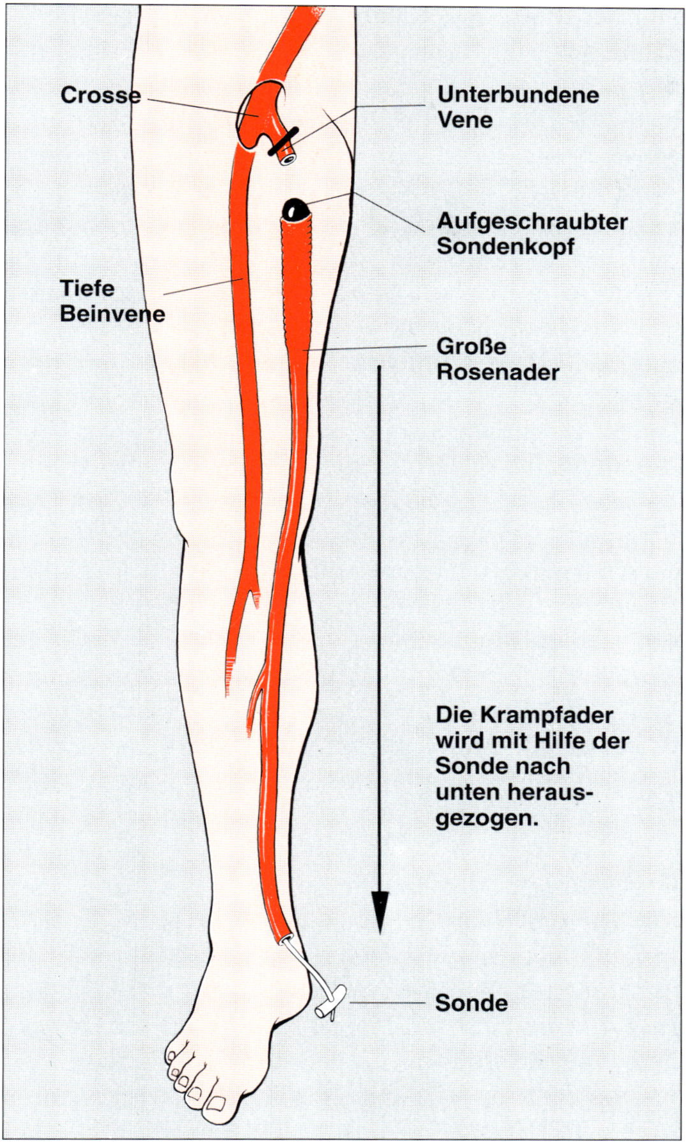

Abb. 14

Krampfaderoperation

Dieser Kompressionsverband hat sich als sinnvoll erwiesen, um einmal eine Anschwellung des Beins zu verhindern, zum anderen die noch verbliebenen Venen durch Druck von außen zu verengen und damit den Blutrückstrom zu verbessern. So läßt sich am besten einer eventuellen Venenthrombose vorbeugen, die den Blutabfluß aus dem operierten Bein erheblich stören würde (s. dazu das Kapitel »Die Venenthrombose«).

Druckverband verhindert Thrombose

Bei isoliertem Befall der kleinen Rosenader wird nur am Unterschenkel operiert. An der freigelegten Einmündungsstelle dieser Vene in das tiefe Venensystem in Höhe des Kniegelenks unterbindet der Arzt die kleine Rosenader. Oberhalb des Knöchels führt er am unteren Teil der erkrankten Venenstrecke wiederum eine Sonde ein und zieht dieses Venenstück heraus. Anschließend werden die Operationswunden verschlossen. Ziel der Krampfaderoperation ist es also, die erkrankte Vene aus dem Bein zu entfernen und langfristig den Folgen einer chronischen Beinvenenerkrankung, nämlich dem »offenen Bein« (Ulcus cruris), vorzubeugen.

Erneute Krampfaderbildung

Obwohl nun die großen Stammvenen des oberflächlichen Venensystems beseitigt sind, können erneut Krampfadern auftreten. Das hängt mit der chronischen Venenschwäche zusammen, die der Erkrankung zugrunde liegt. Die im Bein verbliebenen Venen müssen natürlich den Bluttransport der entfernten Venenabschnitte mit übernehmen und werden infolgedessen zwangsläufig stärker belastet. Nach einem längeren Zeitraum von Jahren können sich dadurch wieder Krampfadern bilden; bei angeborener Venenschwäche spricht man dann von einem sogenannten Rezidiv. Dehnen sich diese Rezidiv-Varizen entsprechend aus, besteht die Möglichkeit, sie nachzuveröden oder in bestimmten Fällen auch nochmals zu operieren.

Grundübel Venenschwäche bleibt!

Bei allen Behandlungsmaßnahmen darf man nicht vergessen, daß eine Venenerkrankung sämtliche venösen Blutgefäße im Körper betrifft und deshalb die Entfernung bestimmter, besonders stark erkrankter Gefäßabschnitte nichts gegen die eigentliche Ursache des Leidens ausrichten wird. Verödung und Operation können den venösen Blutkreislauf begrenzt verbessern, das Grundübel, die Venenschwäche, bleibt davon unbeeinflußt.

Die wichtigsten Informationen zur Krampfaderoperation im Überblick:

- Eine Krampfaderoperation ist sinnvoll bei ausgedehnter Stammvarikosis und bei ausgeprägter Seitenastvarikosis, wenn das tiefe Beinvenensystem intakt ist.
- Die befallenen Venenabschnitte werden an den Einmündungsstellen ins tiefe Venensystem unterbunden und mit Hilfe einer eingeführten Sonde im Ganzen herausgezogen.
- Die Operation verhindert das Fortschreiten des Venenleidens und verbessert den venösen Blutrückfluß.
- Eine Heilung ist durch die Operation nicht möglich!

Die Venenentzündung (Thrombophlebitis)

Die oberflächlichen, unter der Haut sichtbaren und tastbaren Venen können sich unter bestimmten Bedingungen entzünden. Die Entzündung beginnt an der Innenschicht der Venenwand und durchdringt diese relativ schnell bis zu den äußeren Wandanteilen. Die Folgen für den Betroffenen sind eine deutliche Rötung und ein erheblicher Druckschmerz im Entzündungsgebiet, außerdem eine leichte Wasseransammlung im umliegenden Gewebe – in der Fachsprache »Ödem« genannt –, die jedoch in der Regel sehr begrenzt bleibt. Im weiteren Verlauf dieses Entzündungsprozesses können sich an der Gefäßwand kleine Gerinnsel bilden (s. Farbtafel 3). Solange die darüberliegenden Venenklappen gut schließen, werden diese Gerinnsel im entzündeten Abschnitt zurückgehalten und nicht mit dem Blutstrom fortbewegt.

Venenwand entzündet sich

Die Venen können sich ohne besondere Ursache entzünden. Relativ häufig sind als Auslöser die Behandlung mit einer Tropfinfusion (Infusionsphlebitis) oder auch die Injektion mit einer Spritze in die Vene feststellbar. Insgesamt gelten solche kurzzeitigen und vorübergehenden Entzündungserscheinungen jedoch als harmlos. In selteneren Fällen, wenn es zur zusätzlichen Gerinnselbildung kommt oder wenn durch die Punktion der Vene eine Infektion eingeschleppt wird, kann sich eine Blutvergiftung (Sepsis) entwickeln.

Entzündung meist harmlos

Zur Behandlung sind kühlende Umschläge geeignet, die die Entzündung unterdrücken. Bei einer oberflächlichen Venenentzündung am Bein wird ein Kompressionsverband angelegt (Anleitung im

Bewegen statt ruhigstellen

Kapitel »Der Kompressionsverband«). Es ist hier besonders wichtig, jegliche Ruhigstellung zu vermeiden. Nur so läßt sich eine weitere Ausbreitung der Entzündung am sichersten verhindern und der Gefahr einer Thrombose des tiefen Venensystems am wirksamsten vorbeugen.

Die Venenentzündung, die zur Gerinnselbildung geführt hat, wird chirurgisch behandelt: Nach einem Stich in die erkrankte Vene preßt der Arzt das Gerinnsel heraus.

Medikamente meist nicht nötig

Eine medikamentöse Behandlung ist im allgemeinen nicht erforderlich. Allenfalls während der ersten Tage kann der Patient ein entzündungshemmendes und schmerzlinderndes Medikament einnehmen.

Treten oberflächliche Venenentzündungen gehäuft und nacheinander an verschiedenen Stellen des Körpers auf, so ist dies nicht selten Ausdruck einer anderen Erkrankung. In diesem Fall sollten Sie zum Arzt gehen und gezielt nach möglichen Ursachen forschen lassen.

Für eine oberflächliche Venenentzündung gilt also: Sie ist auf den betroffenen Gefäßabschnitt beschränkt und im allgemeinen harmlos. Sie sollte örtlich behandelt werden.

Wie entsteht eine Thrombose?

Bildet sich in den Blutgefäßen ein Gerinnsel, so spricht man von einer Thrombose. Das stetig fließende Blut kommt zunächst zum Stillstand. Über komplizierte physikochemische Vorgänge wird dadurch die Entstehung eines festen Blutpfropfs (Thrombus) begünstigt.

Auslöser: Blutpropf

Der berühmte deutsche Arzt Rudolf Virchow hat 1856 die drei wesentlichen Grundbedingungen beschrieben, die für das Zustandekommen einer Thrombose wichtig sind:

1. Es muß eine Veränderung der Blutgefäßwand stattfinden, damit sich hier ein Gerinnsel anlagern kann.
2. Die Strömungsgeschwindigkeit muß sich so weit verlangsamen, daß der Blutfluß zu einem bestimmten Zeitpunkt ganz aufhört.
3. Veränderungen in der Blutzusammensetzung lösen vorwiegend chemische Prozesse aus, die wiederum eine Verfestigung und Gerinnung des Blutes nach sich ziehen.

»Virchowsche Trias«

Diese sogenannte »Virchowsche Trias«, die die wesentlichen Ausgangspunkte für die Entstehung einer Thrombose nennt, hat bis heute ihre Gültigkeit nicht verloren. Inzwischen sind zahlreiche Einzelvorgänge bei der Thrombosebildung sehr genau bekannt, doch gibt es noch eine ganze Reihe von offenen Fragen, wie und unter welchen konkreten Bedingungen dieses Zusammenspiel der drei Hauptfaktoren die Thrombose auslösen kann.

Blut fließt langsamer

Am häufigsten tritt die erwähnte Verlangsamung des Blutflusses in den tiefen Wadenmuskelvenen auf. Gefährdet sind besonders Menschen, die – z.B. bei einer Lungenentzündung, nach einem Schlaganfall oder nach einer Operation – längere Zeit das Bett hüten müssen. Bereits einige Stunden Bettruhe lassen die Strömungsgeschwindigkeit des Blutes in den Venen um etwa die Hälfte absinken. Hinter den Venenklappen liegen zusätzliche Bereiche, in denen die Strömung langsamer wird. Hält dieser Zustand eine gewisse Zeit an, kommt es zu einer Ernährungsstörung der Gefäßwandinnenschicht (Endothel). Dadurch werden die chemischen Reaktionen der Blutgerinnung in Gang gesetzt, so daß in den Nischen der Venenklappen häufig ein erstes kleines Gerinnsel entsteht (s. Abb. 15).

Thrombus blockiert die Venen

Der menschliche Organismus verfügt über zahlreiche Möglichkeiten, solche kleinen Gerinnsel selbst wieder aufzulösen (das Fachwort dafür lautet Fibrinolyse). Gelingt das nicht, werden auf diesem bereits vorhandenen Blutpfropf durch Anlagerung von Blutplättchen immer neue Gerinnungsvorgänge angeregt. Der Thrombus nimmt an Größe zu, bis nicht nur ganze Venenabschnitte, sondern auch die darüber einmündenden Seitenäste blockiert sind. Unterhalb des verschlossenen Gefäßabschnitts staut sich das Blut zurück. Darüber nimmt die Strömungsgeschwindigkeit ab und fördert so die Ausdehnung der Thrombose. Wenn sie einmal über den Wadenbereich bis in die Knieregion gelangt ist, sind bereits zahlreiche Zugänge aus dem oberflächlichen in das tiefe

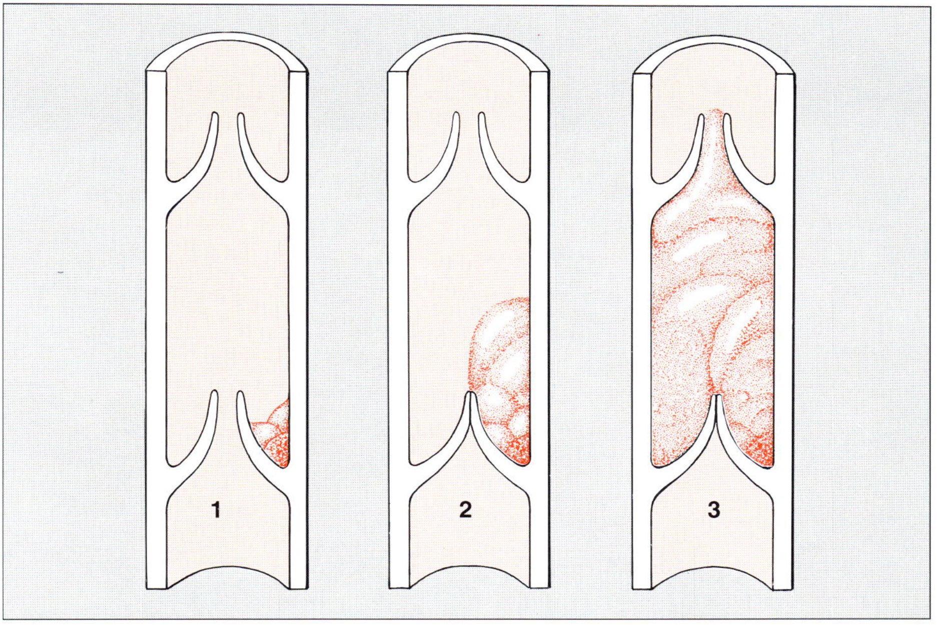

Die Entstehung von Thromben in den Wadenmuskelvenen: ***Abb. 15***
1 Erste Gerinnselbildung hinter den Venenklappen (Klappentaschen)
2 Ausdehnung in das Blutgefäß hinein
3 Thrombotischer Verschluß eines kurzen Venenabschnittes

Venensystem für das Blut unpassierbar. Dann erst klagen die Patienten über Schwellungen, Spannungsgefühle und – bei akutem Verlauf – auch über Schmerzen in bestimmten Beinabschnitten. Diese aufsteigende (aszendierende) Form der Thrombose kann sich innerhalb kurzer Zeit über Knieregion und Oberschenkelbereich bis in das Becken ausbreiten. Der Arzt spricht dann vom sogenannten »Vollbild« einer Becken-Bein-Venenthrombose.

»Aufsteigende« Thrombose

Noch einmal das Wichtigste zur Entstehung der Venenthrombose auf einen Blick:

- Es müssen drei Grundvoraussetzungen vorliegen (Virchowsche Trias): Gefäßwandschädigung, Absinken der Blutfließgeschwindigkeit und Veränderung der Blutzusammensetzung.
- Die meisten Thrombosen beginnen in den tiefen Wadenmuskelvenen.
- Erst wenn die Ausdehnung der Thrombose zum Verschluß größerer Venenabschnitte geführt hat, treten spürbare Beschwerden auf.

Ausdehnung und Verlauf der Thrombose

Die Thrombose kann örtlich begrenzt sein und sich z.B. nur auf den Wadenbereich und einzelne Venenabschnitte erstrecken. Hier ist es für den Arzt oft sehr schwierig, anhand der relativ gering ausgeprägten Symptomatik die richtige Diagnose zu stellen. Bei ausgedehnteren Formen der Unterschenkel-, Oberschenkel- und Beckenvenenthrombose sind jedoch erhebliche Krankheitszeichen vorhanden. Anschwellung, bläuliche Verfärbung der Haut (Zyanose) und Schmerzen am betroffenen Bein machen dem Arzt deutlich, daß es sich um eine tiefe Venenthrombose handelt.

Anzeichen: Schwellung, Blaufärbung, Schmerzen

Seltener können auch andere Einflüsse, wie z.B. starker Druck auf die Venen im Beckenbereich durch Entzündungen oder Geschwülste, den venösen Blutstrom so sehr drosseln, daß es zu örtlicher Thrombosebildung kommt. Ihre Ausbreitung erfolgt allerdings genau in der anderen Richtung: Sie setzt sich entgegen dem Blutstrom absteigend (deszendierend) in das entsprechende Bein fort.

»Absteigende« Thrombose

Für die weitere Entwicklung der Beinvenenthrombose sind drei etwa gleichzeitig ablaufende Vorgänge maßgeblich:

Im Bereich der verstopften Venenabschnitte versucht der Organismus durch Aktivierung gerinnselauflösender chemischer Prozesse die Thrombose selbst aufzulösen und damit den Blutfluß in den Venen wiederherzustellen. Das ist bei kleineren Thrombosen noch gut möglich. Bei Thrombosen größerer Ausdehnung genügen diese Mechanismen jedoch nicht, um den venösen Gefäßverschluß wirksam zu beseitigen.

Kleines Gerinnsel wird aufgelöst

Das Blut unterhalb der blockierten Venenstrecke kann infolge der Verlegung seines normalen Abflußweges nicht ausreichend abtransportiert werden. Bei unvermindertem Bluteinstrom über die Schlagader nimmt die Blutmenge im betroffenen Bein ständig zu. Dieser Blutstau bewirkt eine Anschwellung, Spannungsgefühle und schließlich auch Schmerzen im erkrankten Bereich. Durch den deutlichen Anstieg des venösen Blutdrucks werden die noch offenen oberflächlichen Venen ausgedehnt, so daß die Venenklappen nicht mehr richtig schließen. Um das gestaute Blut aus den

Blutstau erhöht Druck in den Venen

Beinen abzutransportieren, sucht sich der Blutstrom nun selbst einen Umgehungsweg über das oberflächliche Venensystem (s. Abb. 16). Wenn der neue Umgehungskreislauf diese Funktion nach und nach übernimmt, läßt auch der Druck in den unterhalb der Thrombose gelegenen Gefäßabschnitten langsam nach, was zu einer allmählichen Abschwellung und zum Abklingen der Symptome führt.

Abhilfe durch Umleitung

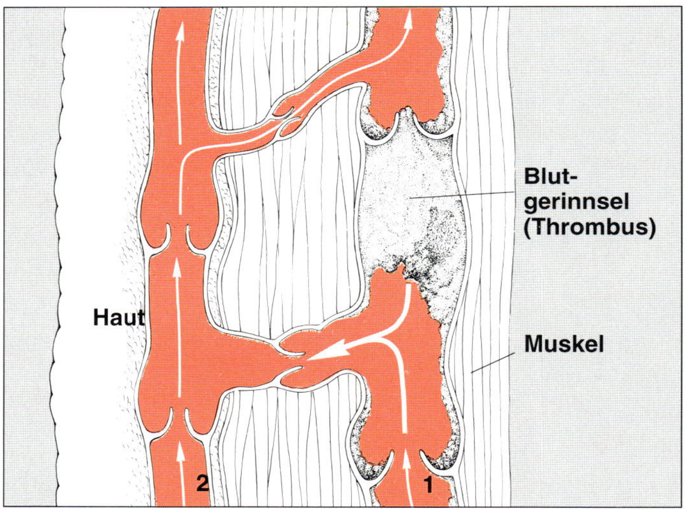

Abb. 16

Die tiefe Wadenmuskelvene (1) ist durch ein Gerinnsel blockiert. Das Blut fließt über das oberflächliche Venensystem (2) ab (Umgehungskreislauf).

Hat sich in einer Vene ein Thrombus gebildet und das Blutgefäß blockiert, so wachsen feine Bindegewebssprosse in das Gerinnsel ein und sorgen dafür, daß es sich innerhalb von 7 bis 10 Tagen fest mit der Gefäßwand verbindet. Damit kann es sich nicht mehr aus dem Venenabschnitt lösen

Gerinnsel wächst fest

und mit dem Blut in Richtung des Herzens davongetragen werden. Mit Hilfe des einsprossenden Bindegewebes verwandelt sich das Blutgerinnsel nach und nach in ein poröses, etwa mit einem Schwamm vergleichbares Ersatzgewebe, das durch seine feinporigen Lücken in beschränktem Maß wieder Blut in diesem Gefäß fließen läßt (Rekanalisation). Die vorhandenen Venenklappen werden dabei allerdings mit zerstört. Teilweise ist sogar der gesamte Gefäßquerschnitt wieder für das Blut passierbar. Doch schafft es dieser körpereigene »Notdienst« letztlich nicht, einen ausreichenden Blutrückfluß zu gewährleisten – Venenwandverdickung und Klappenzerstörung sind, wie wir gesehen haben, bei diesem Prozeß unvermeidlich.

Vollständige »Reparatur« unmöglich

Nach überstandener Venenthrombose kommt es zum sogenannten postthrombotischen Syndrom (von lat. post = nach). Welche Beschwerden in der Folge beim Erkrankten auftreten, hängt ganz entscheidend ab

Folge: postthrombotisches Syndrom

- vom Ausprägungsgrad der Rekanalisation, d.h. von der Blutmenge, die über den normalen Blutrückflußweg abtransportiert werden kann;
- von der Funktionsfähigkeit des Umgehungskreislaufes, der die entsprechende Ersatzzirkulation darstellt.

Fließt das Blut vor allem über die unter der Haut liegenden Venen ab, so können nach Überwindung der Thrombose in dem nun stärker belasteten oberflächlichen Venensystem Krampfadern entstehen (sekundäre Varikosis).

Das Wichtigste über den Verlauf der tiefen Venenthrombose noch einmal in Kürze:

- Ausgedehnte und fortgeschrittene Thrombosen sind an ihren charakteristischen Symptomen – Schmerzen, Schwellung, Hautverfärbung – leicht zu erkennen.
- Der Thromboseverlauf wird durch drei Hauptvorgänge bestimmt, durch die der Körper selbst den Schaden zu beseitigen versucht: örtliche Gerinnselauflösung, Bildung eines Umgehungskreislaufs und Rekanalisation der Thrombose.

Komplikationen der Thrombose

Die Bedeutung der Thrombose für den betroffenen Patienten hängt vom Verlauf der Erkrankung ab. Nur wenn eine Thrombose frühzeitig erkannt und sofort wirksam behandelt wird, läßt sich eine Heilung erreichen. Gerade hier liegt aber das Hauptproblem!

Anfangs ohne Symptome

In der Frühphase der Erkrankung, wenn die Thrombose noch begrenzten Umfang hat und sich ständig ausdehnt, macht sie sich nicht durch Symptome bemerkbar. In dieser Zeit besteht aber das größte Risiko für den Patienten, weil jetzt das Gerinnsel noch nicht mit der Venenwand verwachsen ist und eine lebensbedrohliche Lungenembolie auslösen kann. Die Gefahr wächst sprunghaft, wenn der Kranke gezwungen ist, z.B. nach einer Operation oder einem Schlaganfall,

Farbtafel 3: Venenentzündung

① **Lymphgefäß**

② **Gequollene Bindegewebsfaser**

③ **In einer kleinen Vene stauen sich die roten Blutkörperchen.**

④ **Die Wand des Blutgefäßes ist entzündet.**

⑤ **Das Bindegewebe unter der Haut ist entzündet und ödematös geschwollen.**

⑥ **Unterschenkelgeschwür (»offenes Bein«)**

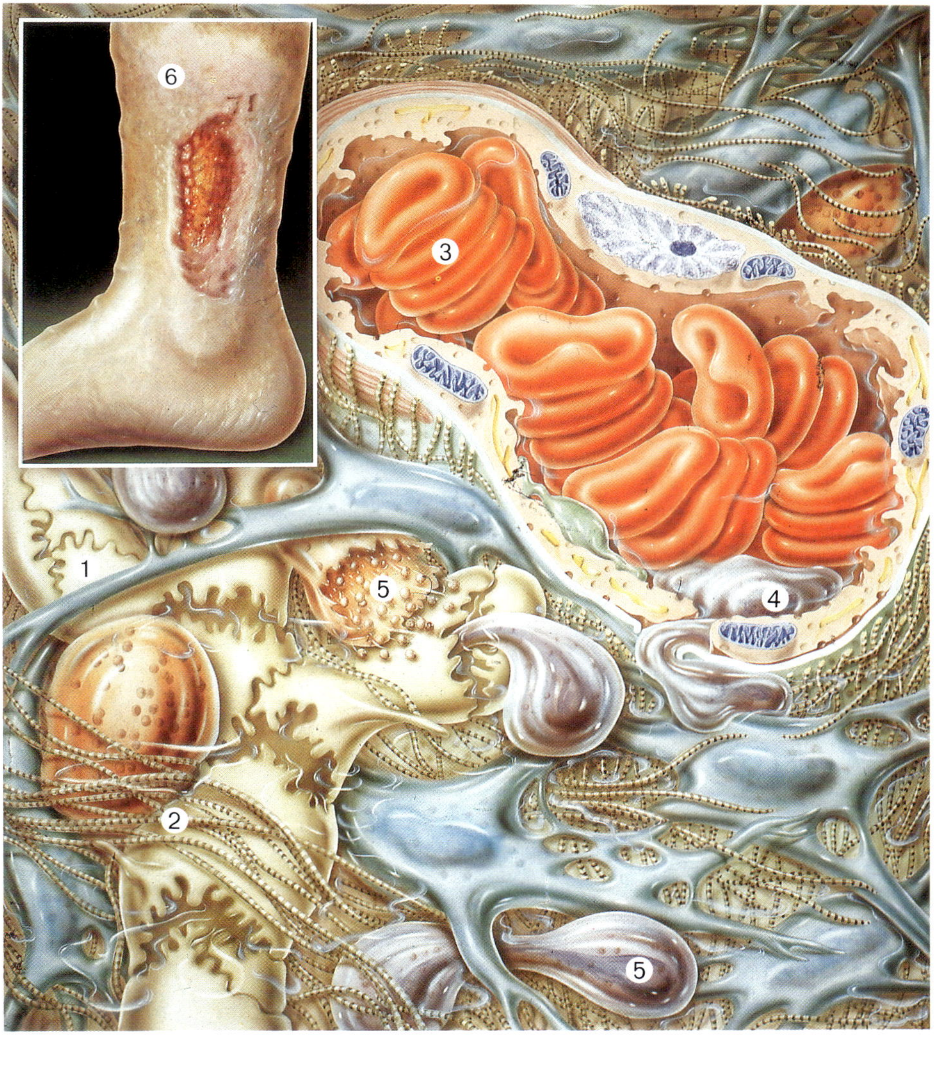

Farbtafel 4: Lungenembolie

① Blutgerinnsel in einem kleineren Gefäß

② Wenn sich ein Thrombus (Blutgerinnsel) von der Gefäßwand ablöst, können dadurch engere Blutgefäße verstopft werden. Bei der Lungenembolie verhindert ein Fett- oder Blutpfropf die Blutversorgung der keilförmigen Lungenspitze.

③ Der betroffene Lungenabschnitt wird »lahmgelegt«, das unversorgte Gewebe stirbt ab.

④ Bronchialbaum

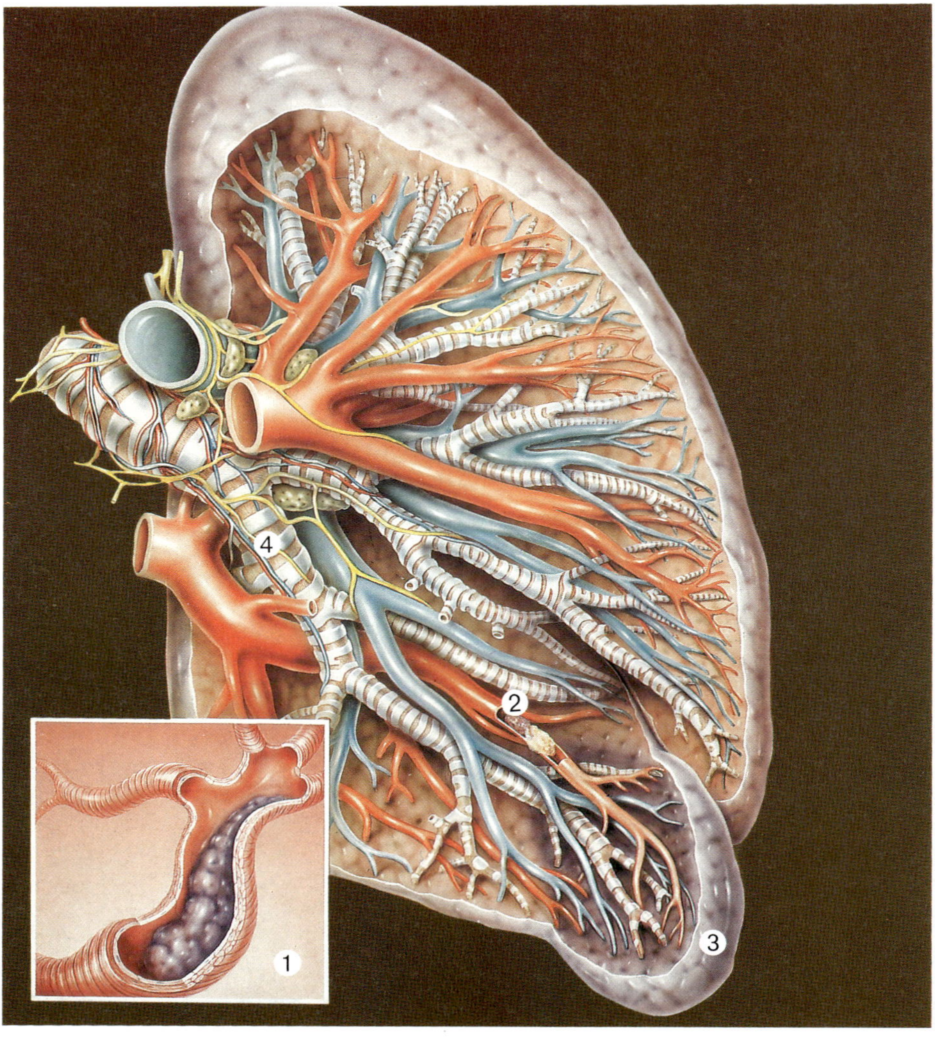

Bettruhe einzuhalten. In diesen Fällen sind Thrombosezeichen nur sehr spärlich oder gar nicht festzustellen. Sobald der Patient wieder aufstehen darf, kommt es, wie aus heiterem Himmel, zum Abriß des Gerinnsels, das dann mit dem Blutstrom weggeschwemmt wird. Menschen, die sich normal bewegen können, empfinden wesentlich früher die charakteristischen Symptome der Thrombose – also Spannungsgefühl, Anschwellen der Wade und Schmerzen – und ermöglichen es damit dem Arzt, rechtzeitig die richtige Diagnose zu stellen und mit der notwendigen Behandlung zu beginnen.

Gerinnsel reißt ab und schwimmt mit

Die Lungenembolie

Die schwerste, weil lebensgefährliche Komplikation in der Frühphase einer Thrombose ist die Lungenembolie. Sie tritt bei einem Siebentel aller Thrombosen auf, wobei etwa 4 % der Lungenembolien tödlich verlaufen.

Gefährlich: Lungenembolie

Im ersten Anfangsstadium der Thrombose, wenn die Gerinnsel gerade entstanden sind und eine gewisse Größe erreicht haben, können sie, wie schon erwähnt, vor allem durch körperliche Bewegung abgelöst werden und mit dem venösen Blutstrom vom Oberschenkel über die Beckenvenen in die untere Hohlvene und dann in den rechten Teil des Herzens gelangen. Von dort preßt sie die Kraft der rechten Herzkammer in die Lungenstrombahn, wo sie in den Verzweigungen der Lungenarterien steckenbleiben und damit einen Teil des betroffenen Lungenflügels lahmlegen (s. Abb. 17 und Farbtafel 4).

Teil der Lunge wird lahmgelegt

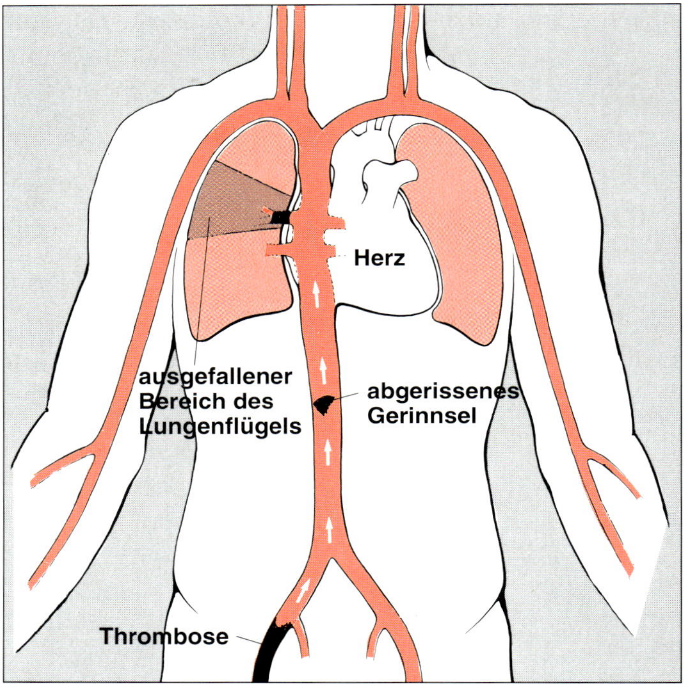

Abb. 17

Lungenembolie bei tiefer Venenthrombose

Dieses Ereignis nennt man Lungenembolie. Ganz akut äußert sie sich beim Erkrankten durch folgende Anzeichen:

Symptome bei Lungenembolie

- Kurzatmigkeit, schneller Atem;
- beschleunigter Puls;
- Rippenfellschmerzen (Stiche im Brustkorb);
- Husten;
- Angstgefühl;
- Schweißausbruch;
- Herzjagen;
- Bluthusten;
- Blauverfärbung der Lippen.

Später kann noch Fieber hinzukommen. Der mit der eingeschränkten Lungenfunktion verbundene Sauerstoffmangel bestimmt den weiteren Verlauf der Erkrankung.

Hauptausgangsorte für die Gerinnsel, die die Lungengefäße verstopfen, sind die Bein- und Beckenvenen, seltener die untere Hohlvene oder der Schulterbereich.

Früherkennung lebenswichtig

Um diese lebensbedrohliche Komplikation von vornherein zu vermeiden, ist das frühzeitige Erkennen einer Thrombose also besonders wichtig. Denn hat sich die Thrombose einmal über das Anfangsstadium hinaus entwickelt (längerer Verlauf über 10 oder mehr Tage), beginnen, wie bereits beschrieben, Bindegewebsanteile aus der Gefäßwand in das Gerinnsel einzuwachsen und damit seinen Abriß und Weitertransport zu verhindern. In dieser Phase der Erkrankung ist die lebensbedrohliche Emboliegefahr gebannt, und der Körper setzt nun die anderen Reparaturmechanismen zur Beseitigung der Erkrankung ein, die wir schon im Kapitel »Ausdehnung und Verlauf der Thrombose« kennengelernt haben.

Patient muß sofort in die Klinik!

Bei einer Lungenembolie muß der Patient mit dem Notarztwagen so rasch wie möglich in ein Krankenhaus gebracht werden. Auf der Intensivstation wird eine Behandlung mit speziellen Medikamenten eingeleitet, die die Thrombose auflösen (Thrombolyse), um möglichst schnell die vollständige Durchblutung der Lunge und damit die Sauerstoffversorgung des Körpers wiederherzustellen. Zusätzlich erhält der Patient Sauerstoff mit der Atemluft und Mittel, die die Blutgerinnung hemmen und die Herzleistung fördern. Damit gelingt es oft, diesen lebensgefährlichen Zustand zu entschärfen.

Unter ganz bestimmten Voraussetzungen kann die Embolie auch durch eine Operation behoben werden.

Hier noch einmal das Wichtigste zu Thrombose und Emboliegefahr auf einen Blick:

- Im Anfangsstadium einer Thrombose kann es zur lebensgefährlichen Lungenembolie kommen, wenn ein losgelöstes Gerinnsel mit dem venösen Blutkreislauf in die Lunge gerät und die Sauerstoffversorgung behindert.
- Das frühzeitige Erkennen einer Thrombose ist deshalb außerordentlich wichtig.
- Ein Patient mit einer Lungenembolie gehört so schnell wie möglich auf eine Intensivstation!

Das postthrombotische Syndrom

Postthrombotisches Syndrom

Wie wir gesehen haben, gelingt es den eigenen gerinnungsauflösenden Mechanismen des Organismus nicht immer, die Thrombose zu beseitigen. Auch durch ärztliche Behandlung ist es nicht immer möglich, das Venensystem wieder in den Zustand vor der Thrombose zurückzuversetzen. Dann entwickelt sich nach der Rekanalisation des verschlossenen Venenabschnitts und der Ausbildung eines Umgehungskreislaufs (vgl. Kapitel »Ausdehnung und Verlauf der Thrombose«) ein chronisches Venenleiden.

Als Folgeerscheinung nach einer Thrombose wird dieses Krankheitsbild postthrombotisches Syndrom genannt. Der venöse Blutrückfluß aus dem entsprechenden Gliedmaßenabschnitt ist auf Dauer gestört. Es kommt zu chronischen Schwellungs- und Stauungszuständen, die bei längerem Bestehen, ähnlich wie beim Krampfaderleiden, den Stoffwechsel im Bereich der Haut beeinträchtigen. Auch hier lagern sich Blutpigmente ab, die betroffenen Hautbezirke verhärten sich, die Haut schuppt sich ab, bedingt durch die Durchblutungsstörungen – kurz, die mangelhafte Versorgung der Haut macht sich bemerkbar (Stauungsekzem). Die Entwicklung kann bis zum sogenannten Vollbild der chronischen Venenkrankheit (chronisch venöse Insuffizienz) fortschreiten.

Chronisch venöse Insuffizienz

Werden die Ursachen des Leidens nicht ausreichend behandelt, muß der Patient nach Ablauf von etwa 10 bis 15 Jahren mit der schlimmsten Komplikation, dem offenen Beingeschwür (Ulcus cruris) rechnen. Mehr darüber erfahren Sie im Kapitel über das »offene Bein«.

Spätfolge: »offenes Bein«

Das Wichtigste zum postthrombotischen Syndrom in Kürze:

- Nach unzureichender Thrombosebehandlung kommt es zur teilweisen Rekanalisation des verschlossenen Venenabschnitts und zur Ausbildung eines Umgehungskreislaufs.
- Daraus entwickelt sich ein postthrombotisches Syndrom mit chronischen Schwellungen und Stauungserscheinungen an den Beinen sowie Ernährungsstörungen der Haut.
- Unterschenkelgeschwüre sind nach 10 bis 15 Jahren zu erwarten.

Die Behandlung der Thrombose

Behandlungsmaßnahmen

Die Behandlung einer Venenthrombose hängt ab vom Ausgangsort, von der Ausdehnung und der Dauer der Erkrankung. Als Behandlungsmethoden stehen grundsätzlich zur Verfügung:

- der Kompressionsverband (Genaueres dazu im entsprechenden Kapitel);
- das Hochlagern der Beine;
- die medikamentöse Behandlung (Thrombolyse);
- die operative Thrombusentfernung (Thrombektomie).

Bei einer Unterschenkelvenenthrombose, die nur einzelne Venenabschnitte betrifft, genügt ein Kompressionsverband mit Kurzzugbinden. Der

Patient soll damit laufen und keinesfalls Ruhe einhalten. Die Bewegung, unterstützt vom Kompressionsverband, beschleunigt den Blutstrom in den Beinvenen und verhindert dadurch eine Ausbreitung der Thrombose. Die Thrombose heilt so ohne Folgen ab, Medikamente braucht der Patient nicht zusätzlich einzunehmen.

Kompression fördert Blutrückfluß

Eine Unterschenkel- und Oberschenkelthrombose (Zwei-Etagen-Typ) läßt sich, wenn die Krankheitsdauer unter 7 bis zu maximal 20 Tagen liegt, mit Hilfe von Medikamenten auflösen. Dieser Vorgang heißt Fibrinolyse. Die sogenannten »Fibrinolytika« haben die Eigenschaft, das Fibrin – ein Eiweißstoff, der bei der Blutgerinnung eine maßgebliche Rolle spielt – aufzuspalten und auf diese Weise den Gerinnungsprozeß wieder rückgängig zu machen. Der Blutpfropf löst sich auf, das vorher verschlossene Venensystem wird wieder mit Blut durchströmt. Die Behandlung muß allerdings in den ersten Tagen nach Beginn der Thrombose erfolgen, da die Fibrinolyse sonst nichts mehr gegen das entstandene Gerinnsel ausrichten kann. Der Nachteil dieser Methode ist, daß sie einen einschneidenden Eingriff in das gesamte Blutgerinnungssystem darstellt und deshalb eine erhebliche Blutungsgefahr im ganzen Körper mit sich bringt. Eine Behandlung mit Fibrinolytika darf der Arzt nur durchführen, wenn er vorher sorgfältig abgeklärt hat, ob nicht bestimmte Gegenanzeigen vorliegen, die das Risiko schwerwiegender oder lebensbedrohlicher Blutungen unnötig vergrößern.

Fibrinolyse löst Gerinnsel auf

Vorsicht: Gegenanzeigen

Folgende Gegenanzeigen schließen den Einsatz der Fibrinolyse aus:

- bereits vorhandene Störungen der Blutgerinnung;
- länger bestehender Bluthochdruck;
- schwere Leber- und Nierenerkrankungen;
- kurz vorher erfolgte Operationen;
- ein kurz zuvor erlittener Schlaganfall.

Beine hochlegen

Zur Unterstützung der medikamentösen Behandlung wird das erkrankte Bein hochgelagert, um den noch möglichen Blutrückfluß zu erleichtern. Dem gleichen Ziel dient zusätzlich ein Kompressionsverband aus Langzugbinden (Textil-Gummi-Binden), die in Ruhe einen hohen Kompressionsdruck erzeugen.

Medikamente gegen Blutgerinnung

Im Anschluß an eine bereits früher abgelaufene Thrombose oder eine Gerinnselauflösung durch Fibrinolytika muß der Arzt eine Nachbehandlung mit Medikamenten einleiten, die der Blutgerinnung und damit einer erneuten Thromboseneigung vorbeugen. Diese sogenannten »Antikoagulantien« (Heparin oder andere Mittel) verhindern zwar die Blutgerinnung, können jedoch schon geronnenes Blut nicht mehr verflüssigen. Sie werden also besonders dann verwendet, wenn eine Auflösung der Thrombose stattgefunden hat und das Blut nicht wieder gerinnen soll.

Sind ausgedehntere Thrombosen bereits so alt, daß eine auflösende Behandlung keinen Sinn mehr hat oder wegen der genannten Gegenanzeigen nicht durchgeführt werden darf, setzt man ebenfalls Antikoagulantien ein. Ziel ist es dann, ein weiteres Fortschreiten der Thrombose zu unterbinden.

Genau wie bei der Fibrinolyse begleiten Hochlagerung und Kompressionsverband als unterstützende Maßnahmen die Behandlung.

Auch wenn die Patienten wieder aufstehen können, müssen sie die gerinnungshemmenden Medikamente in den meisten Fällen weitere 6 Monate bis 1 Jahr einnehmen, manchmal sogar für den Rest ihres Lebens.

Thromboseoperation

Für die operative Thrombusentfernung (Thrombektomie) wird sich der Arzt dann entscheiden, wenn eine akute Thrombose nicht medikamentös aufgelöst werden kann, z.B. bei frischen Thrombosen im Wochenbett oder innerhalb der ersten Woche nach einer Operation. Eine Thromboseoperation ist nicht schwierig, geht aber oft mit einem größeren Blutverlust einher.

Abschließend noch einmal das Wichtigste zur Thrombosebehandlung:

- Ein frühzeitiges Erkennen der Thrombose ist Voraussetzung, um das Gerinnsel durch Medikamente auflösen zu können (Fibrinolyse). Bei ausgedehnteren Thrombosen soll immer diese auflösende Behandlung angestrebt werden.

- Danach oder wenn Gegenanzeigen bestehen, setzt der Arzt blutgerinnungshemmende Mittel (Antikoagulantien) ein.
- Sachgerechte Lagerung und ein Kompressionsverband mit Langzugbinden sind notwendige unterstützende Begleitmaßnahmen.
- In bestimmten Fällen kann der Thrombus operativ entfernt werden (Thrombektomie).

Wie beugt man einer Thrombose vor?

Vorbeugung bei Thromboserisiko

Eine Thrombose der tiefen Venen läßt sich, wie wir gesehen haben, erst ab einer gewissen Ausdehnung erkennen. Gerade in dieser Frühphase ist aber das Risiko einer lebensbedrohenden Lungenembolie am größten. Deshalb wird bei Krankheitszuständen, in denen besonders leicht eine Thrombose auftreten kann, eine Reihe vorbeugender Maßnahmen getroffen. Der Fachmann spricht von »Thromboseprophylaxe«.

Dazu setzt der Arzt zweierlei unterschiedlich wirksame Medikamente ein: einmal solche, die die Blutgerinnung hemmen, und zum anderen Mittel, die für eine Engstellung der Venen sorgen und damit den venösen Blutfluß beschleunigen.

In folgenden Fällen muß man diese Thromboseprophylaxe während und nach einer Operation durchführen:

- bei größeren Operationen;
- bei Patienten mit erhöhtem Thromboserisiko;
- bei Patienten mit Krampfadern, die sich einer Operation anderer Art unterziehen müssen;
- bei Erkrankungen wie Herzinfarkt, Schlaganfall, schwerer Lungenentzündung und Tumorleiden.

Einsatz von Medikamenten

Ergänzt wird die Thrombosevorbeugung durch Medikamente mit Hilfe physikalischer Maßnahmen. Die Beine erhalten vor Operationen Kompressionsverbände, und zwar – besonders wichtig – aus Langzugbinden (zu den verschiedenen Bindenqualitäten s. Kapitel »Der Kompressionsverband«). Es gibt aber auch Thromboseprophylaxe-Strümpfe, die den gleichen Effekt erzielen und sich leichter anlegen lassen.

Unterstützung durch Kompression

Eine weitere, sehr wirkungsvolle Methode stellt die sogenannte »intermittierende pneumatische Kompression«, auch bekannt als »physikalische Ödempumpe«, dar (s. Abb. 18). Dazu werden die Beine in aufblasbare Manschetten gesteckt und diese Manschetten über ein angeschlossenes Pumpsystem für 20 bis 30 Sekunden mit Luft gefüllt. Danach läßt man die Luft 30 bis 60 Sekunden lang entweichen. Der rhythmisch wiederholte Vorgang, eine Art mechanischer Massage, verhindert die Entstehung einer Beinvenenthrombose.

»Intermittierende Kompression«

Wichtig ist es, diese vorbeugenden Maßnahmen konsequent und sachgerecht durchzuführen, damit möglichst wenig Thrombosen auftreten – für Arzt und Patient das sicherste Mittel, lebens-

Abb. 18

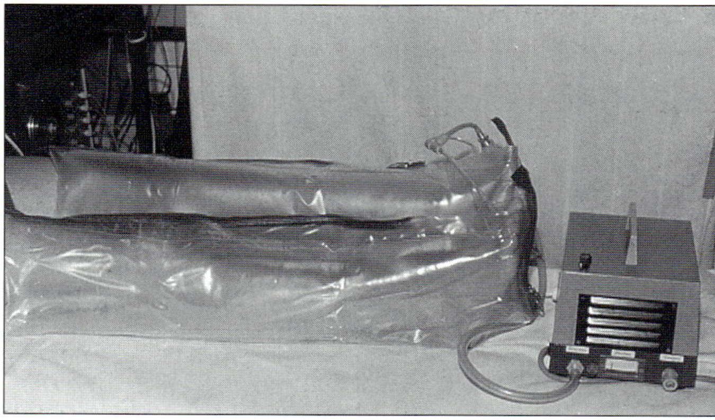

Intermittierende pneumatische Kompression

bedrohlichen Lungenembolien rechtzeitig und wirksam zu begegnen.

Die Thromboseprophylaxe umfaßt also:

- die Einnahme von Medikamenten, die die Blutgerinnung verhindern und die Venen verengen;
- den Einsatz physikalischer Maßnahmen wie Kompressionsverband oder -strumpf und intermittierende Kompression.

Die chronisch venöse Insuffizienz

Die chronisch venöse Insuffizienz (von insuffizient = ungenügend), volkstümlich »Venenschwäche« genannt, ist die häufigste Ursache von Beinbeschwerden. Dabei ist der Rückfluß des Blutes aus den Beinen anhaltend gestört. Die zunehmende Blutmenge dehnt den Hautmantel, der die Beine umgibt. Wer unter einer solchen Insuffizienz leidet, klagt meist über »schwere Beine« und ein Taubheitsgefühl der betroffenen Hautbezirke, die Haut juckt und kribbelt ähnlich dem »Ameisenlaufen«. Die Beine schwellen an, wobei die Schwellung (Ödem) am Knöchel beginnt und sich allmählich auf das gesamte Bein ausbreitet.

Schwellung, Hautjucken, taube Stellen

Anfänglich verschwinden diese Ödeme über Nacht wieder, weil im Liegen oder nach längerem Hochlagern der Beine das Blut trotz der geschädigten Venen leichter abfließen kann. Doch mit der Zeit führen die täglichen Belastungen beim Stehen und Sitzen dazu, daß der venöse Blutkreislauf immer weiter in seiner normalen Funktion beeinträchtigt wird. Das Blut »versackt« förmlich in den Beinen, und die Ödeme wie die damit verbundenen chronischen Stauungsbeschwerden bleiben auch über Nacht bestehen.

Schwellung geht nicht mehr zurück

Das Ödem

Während des Tages anschwellende Beine lassen schon durch ihre äußere Form auf zugrundeliegende Veränderungen schließen. Drückt man über der Schienbeinkante oder in Höhe des Knöchels mit dem Daumen auf das angeschwollene Gewebe und bleibt eine deutlich sichtbare und fühlbare Delle zurück, so ist das ein sicheres Zeichen für eine vermehrte Flüssigkeitsansammlung im Unterhautgewebe. Es handelt sich dabei um wäßrige Flüssigkeit, die aus dem Blut stammt, jedoch nur einzelne Bestandteile des Blutes enthält. Diese Flüssigkeit, die im normal funktionierenden Stoffwechsel den Nährstoffaustausch besorgt, tritt aus dem arteriellen Gefäßsystem ins Gewebe aus und wird nun nicht im gleichen Umfang vom venösen Teil der Haargefäße (Kapillaren) wieder aufgesaugt. Das Gleichgewicht von Heraustreten (Filtration) und Wiederaufnahme der Flüssigkeit (Resorption) ist also gestört, und ein Rest Flüssigkeit bleibt im Gewebe zurück. Normalerweise sorgt ein kompliziertes und in sich abgestimmtes System dafür, daß die Gewebsflüssigkeit im Rahmen des Stoffwechsels zu 90 % über die Venen und zu 10 % über die Lymphgefäße abgeleitet wird (s. a. Farbtafel 1). Während die venösen Teile der Kapillaren vorzugsweise die wäßrige Flüssigkeit aufnehmen, dienen die Lymphgefäße zur Beförderung der eiweißhaltigen Bestandteile. Können Venen und Lymphgefäße den notwendigen Rückfluß nicht mehr gewährleisten, kommt es zur Schwellung (Ödem).

Flüssigkeit staut sich im Gewebe

Wie entsteht ein »dickes« Bein?

Ödeme, äußerlich sichtbar als »dickes Bein«, haben sehr verschiedene Ursachen. Tritt in einem Teil des Venensystems eine Abflußstörung auf, die größere Gefäßabschnitte mit einbezieht, z.B. bei einer Thrombose, so staut sich das Blut. Der Blutdruck im Venensystem steigt deutlich an und verhindert dadurch die Wiederaufnahme der wäßrigen Bestandteile aus dem Gewebe. Der Arzt spricht von »abflußbedingten Stauungsödemen«. Diese Stauungsödeme bilden sich auch nach längerem Stehen, besonders in warmer Umgebung, oder bei dauerndem Sitzen (Bahnfahrten, Flugreisen).

Blutstau durch Abflußstörung

Tabelle 2

Ursachen für Beinschwellungen (Ödeme)

Ursachen	Was sie bewirken
Thrombose Stammvarikosis Herzinsuffizienz	Das Blut in den Beinvenen staut sich zurück
Entzündungen Langes Stehen und Sitzen Arterielle Mangeldurchblutung (Ischämie)	Die Gefäßwand der Beinvenen wird durchlässiger
Verstopfung der Lymphgefäße	Die Lymphflüssigkeit staut sich zurück
Hunger	Der Körper leidet an Eiweißmangel
Hormonelle Veränderungen	Der Mineral- und Wasserhaushalt wird gestört

»Säulenform« des Unterschenkels

Äußerlich gut erkennbar ist die Zunahme der Beinumfänge. Am Knöchel beginnend, verschwinden die normalen Oberflächenkonturen, der Unterschenkel bekommt ein säulenförmiges Aussehen. Bei ausgedehnten Stauungsprozessen wird schließlich auch der Oberschenkel von der Schwellung mit erfaßt – für den Arzt das sogenannte Vollbild des »dicken Beins«.

Verdacht auf Herzinsuffizienz

Andere Erkrankungen können ebenfalls dazu führen, daß sich der Druck in den Beinvenen erhöht. Wenn z.B. die Pumpleistung des Herzens nachläßt (Herzinsuffizienz), zeigen sich abends an beiden Beinen gleich stark (symmetrisch) ausgeprägte Ödeme. Dem »Wasser in den Beinen« liegt dann keine Venenerkrankung zugrunde. Solche Schwellungen sind jedoch wichtige Anzeichen einer mangelnden Herzleistung.

Schwellung durch Lymphödem

Auch Abflußstörungen in den Lymphgefäßen bewirken Schwellungen. Das **Lymphödem** erkennt man besonders einfach daran, daß bereits vom Zehengrundgelenk an der Fußrücken ballonartig aufgetrieben und angeschwollen ist. Schon nach kurzer Krankheitszeit lassen sich dort sehr tiefe Dellen eindrücken. Die Haut fühlt sich oft kühl an, weil die im Unterhautgewebe angesammelte Flüssigkeit die kleinen Haargefäße zusammenpreßt und die oberflächlichen Hautschichten dadurch schlechter durchblutet werden. Das Lymphödem macht die unterversorgte Haut verletzlich und anfällig für Infektionen und kann dem betroffenen Menschen lebenslang chronische Krankheitserscheinungen verursachen.

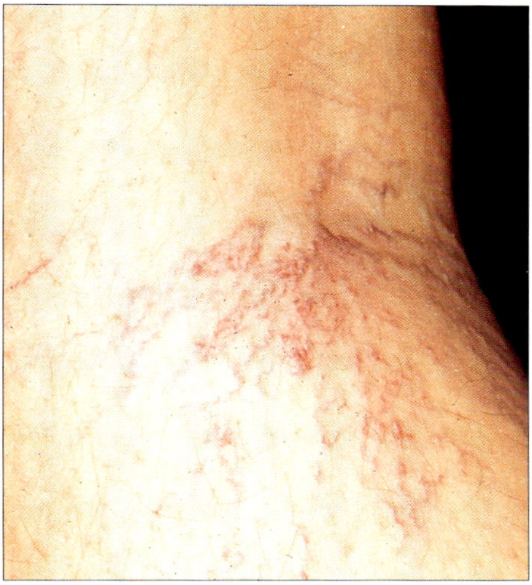

Besenreiser-Varizen

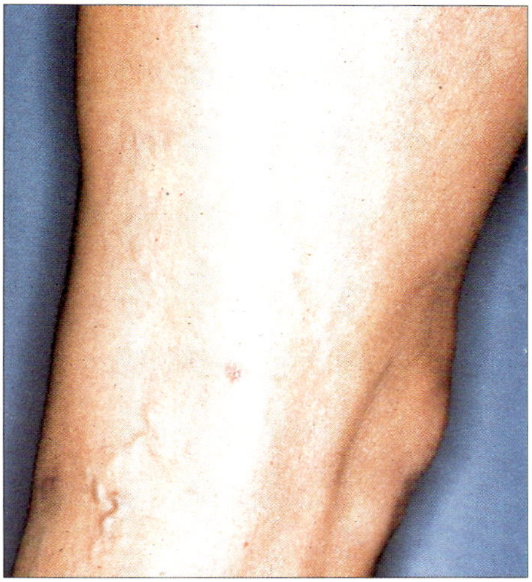

Retikuläre Varizen

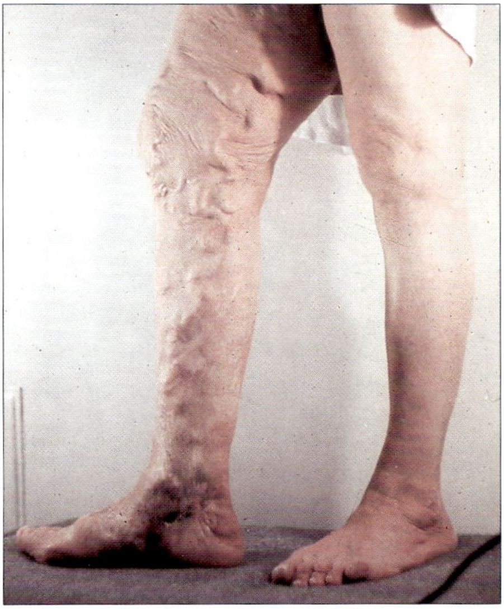

Stammvarikosis der großen Rosenader

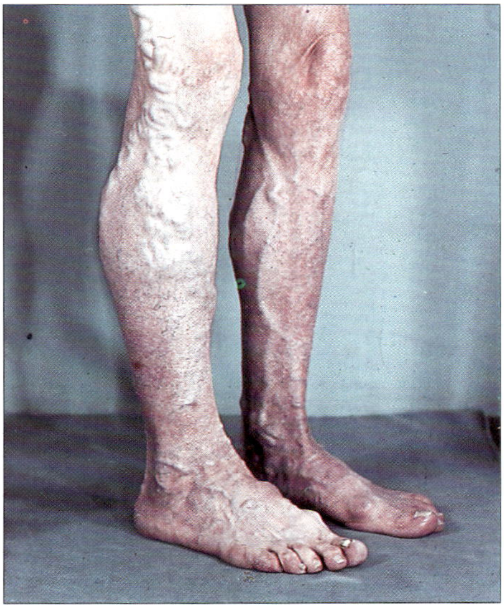

Stammvarikosis der kleinen Rosenader

Farbtafel 6

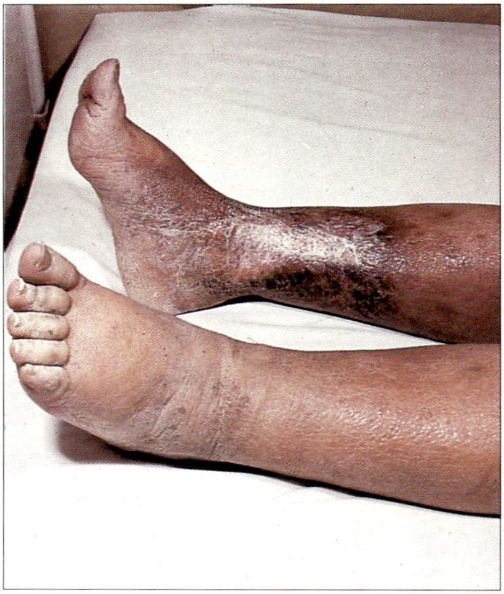

Stauungsödem
bei chronisch venöser Insuffizienz

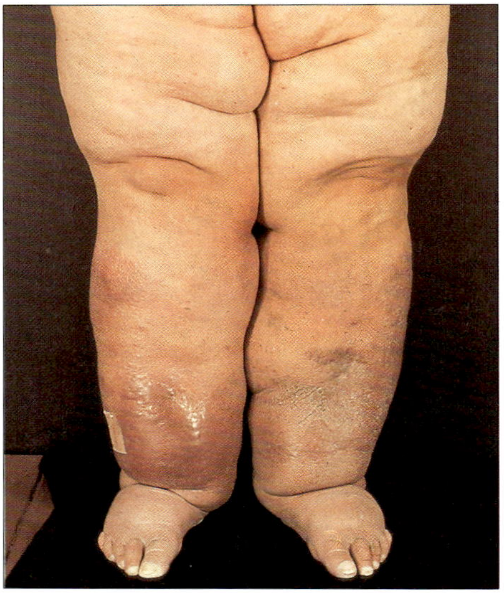

Lymphödem

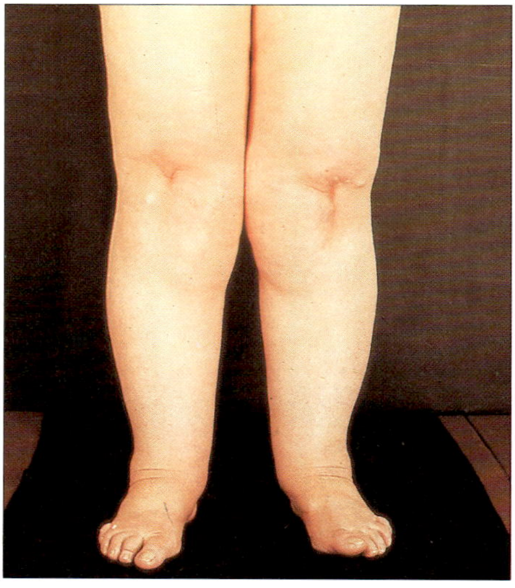

Lipödem

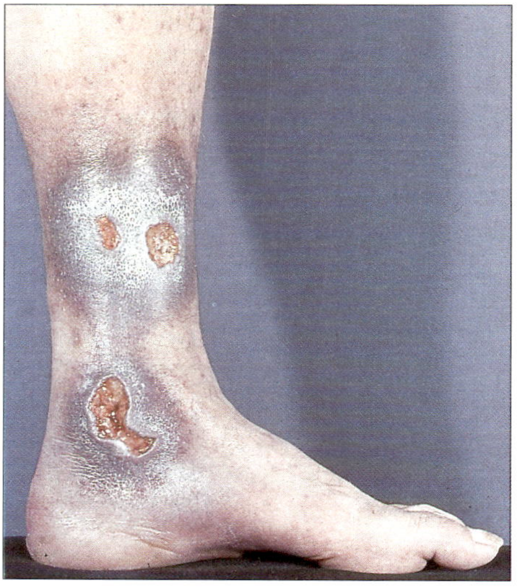

»Offenes Bein« (Ulcus cruris)

Lipödem: Störung der Fettverteilung

Sehr leicht werden sogenannte **Lipödeme** mit Beinvenenerkrankungen oder dem Lymphödem verwechselt. Bei Lipödemen handelt es sich aber nicht um einen Rückstau von Gewebsflüssigkeit, sondern um wulstartige Fettansammlungen symmetrisch oberhalb der Knöchel, an der Innenseite der Kniegelenke, an Oberschenkel und Hüften. Zehen und Fußrücken bleiben schlank, die Haut weist keine Stauungszeichen auf. Als anlagebedingte Fettverteilungsstörung läßt sich das Lipödem – im Gegensatz zur chronischen Beinvenenerkrankung – durch kreislaufwirksame Maßnahmen oder andere Behandlungsmethoden nicht wesentlich beeinflussen. Wie sich die beschriebenen Ödemformen im Aussehen der Beine voneinander unterscheiden, können Sie auf Farbtafel 6 noch einmal vergleichen.

Arterielle Durchblutungsstörung

Schließlich führt auch eine mangelhafte arterielle Durchblutung zum Anschwellen des schlecht ernährten Gewebes (ischämisches Ödem). Hier müssen sofort durchblutungsfördernde Maßnahmen einsetzen, um einen Zusammenbruch der Blutzirkulation im betroffenen Bein und damit letztlich die drohende Amputation zu verhindern. Die genauen Ursachen einer Ödembildung kann nur eine ärztliche Untersuchung abklären. Deshalb sollten Sie bei chronisch angeschwollenen Beinen unbedingt zu Ihrem Arzt gehen!

Das Wichtigste zum Ödem auf einen Blick:

- Die chronisch venöse Insuffizienz ist durch eine andauernde Störung des venösen Blutrückflusses gekennzeichnet.
- Äußeres Zeichen ist die Beinschwellung (Ödem) durch vermehrte Ansammlung von Flüssigkeit im Gewebe.
- Andere Ursachen für ein »dickes Bein« müssen beachtet werden. Dazu gehören z.B. Herzinsuffizienz, Lymphödem, Lipödem und arterielle Durchblutungsstörungen.

Das »offene Bein« (Ulcus cruris)

Folgen für Haut und Gewebe

Die chronische Veneninsuffizienz kann sowohl durch ein lange bestehendes und nicht behandeltes Krampfaderleiden als auch durch eine abgelaufene Thrombose mit ihren Folgeerscheinungen entstehen. In beiden Fällen bewirkt die gestörte Blutzirkulation in den Beinen Veränderungen der Haut und des Unterhautgewebes.

Braune Verfärbung der Haut

Der erhöhte Venendruck erschwert die Ernährung des Gewebes und damit der darüberliegenden Hautschichten und führt zunächst zur Ablagerung von Blutfarbstoffen: Blutzellen werden durch die Gefäßwände der Kapillaren herausgedrückt und zerfallen im umliegenden Gewebe. Dabei wird der eisenhaltige Blutfarbstoff durch Fermente (körpereigene Eiweißverbindungen) umgewandelt und als braune Verfärbung der Haut äußerlich sichtbar.

Diese sogenannte Pigmentierung bildet sich nicht wieder zurück.

So entsteht ein »offenes« Bein

Mit dem chronischen Blutrückstau in den Beinen geht eine allmähliche Schädigung der Lymphgefäße einher. Da der Eiweißabtransport aus dem Gewebe nicht mehr richtig funktioniert, sammelt sich in den unterversorgten Bezirken zusätzliches Eiweiß, das wiederum vermehrt Wasser aus dem Kapillarbereich ansaugt. Infolgedessen nimmt die Schwellung weiter zu. Der erhöhte Eiweißgehalt regt außerdem die Bildung von Bindegewebe an – das Unterhautgewebe verhärtet sich (Induration). Bleibt die Nährstoffversorgung der Haut dauerhaft gestört, so sterben die Hautzellen schließlich ab, und es entwickelt sich ein Unterschenkelgeschwür oder »offenes Bein«, in der Medizin Ulcus cruris genannt (s. Farbtafeln 3 und 6).

Die Folgen falscher Behandlung

Das Unterschenkelgeschwür stellt die schwerwiegendste Folge der chronischen venösen Gefäßerkrankung dar. Es kann anfangs nur wenige Zentimeter groß sein, bei falscher und unzureichender Behandlung aber rasch wachsen und sich am Ende auf den gesamten unteren Bereich des Unterschenkels ausdehnen.

Die großen Geschwüre treten häufiger im Alter zwischen 30 und 40 Jahren auf und sind oft sehr schwer zu behandeln. Auch wenn sie einmal abgeheilt sind, genügt schon eine geringe äußere Verletzung, um sie erneut aufbrechen zu lassen. Kleine Unterschenkelgeschwüre, etwa so groß wie ein Markstück, kommen eher im höheren Alter vor. Da sie allerdings nicht selten durch ein Zusammenwirken arterieller und venöser Durchblutungsstörungen ausgelöst werden (mehr darüber erfahren Sie in diesem Kapitel), verursachen sie oft starke Schmerzen.

Entstehung meist am Innenknöchel

Die meisten Unterschenkelgeschwüre entstehen im unteren Drittel des Unterschenkels, und dort bevorzugt um den Innenknöchel (s. Abb. 19). In

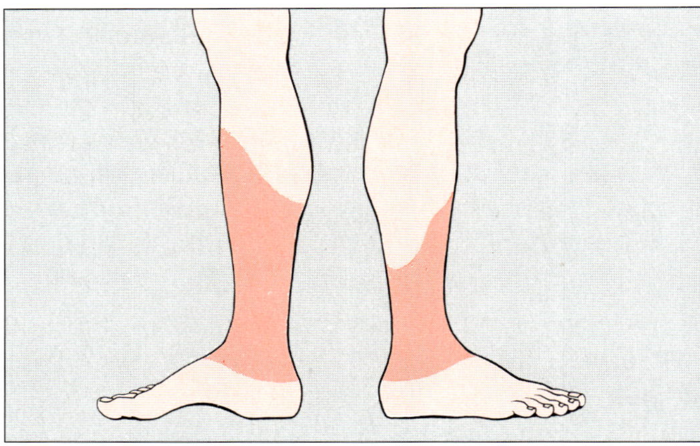

Abb. 19

Unterschenkelbereiche, in denen am häufigsten venöse Geschwüre auftreten

diesem Hautbezirk funktioniert der Blutrückfluß besonders schlecht, weil der Muskelmantel, dessen Pumpwirkung wir bei der Wadenmuskelpumpe kennengelernt haben (vgl. Abb. 7), fehlt. Hier befinden sich nur Sehnen und Bindegewebe. Wenn bei Wand- und Klappenschäden in den tiefen Beinvenen das Blut über die Verbindungsvenen in die oberflächlichen Gefäße umgeleitet und bei körperlicher Bewegung stoßweise in die feinen Hautgefäße gepreßt wird, steigt der Blutdruck in den Kapillaren immer höher. Der für den Stoffwechsel notwendige Austausch an zell- und lebenserhaltenden Substanzen kommt allmählich zum Stillstand.

Ein offenes Bein im Innenknöchelbereich oder darüber führt bei Bewegungen zu Schmerzen, die sich bei einer Infektion der Wunde noch verstärken können. Daß viele Menschen wegen dieses Schmerzes Sprunggelenk und Fußgelenke so wenig wie möglich zu bewegen versuchen, ist verständlich. Bei chronischem Verlauf bringt die Ruhestellung jedoch eine zunehmende Versteifung des Sprunggelenks mit sich, und die Tätigkeit der Wadenmuskelpumpe wird schließlich so weit eingeschränkt, daß der Blutdruck in den unteren Beinvenen dauerhaft überhöht bleibt. Die Stauungsbeschwerden verschlimmern sich ständig, das Unterschenkelgeschwür dehnt sich noch weiter aus – ein wahrer Teufelskreislauf.

Auch bei Schmerzen bewegen

Häufig gehen die Betroffenen zunächst zum Hautarzt oder werden von ihrem Hausarzt an den Dermatologen überwiesen. Eine Behandlung der befallenen Hautstellen kann aber wenig gegen die chronisch venöse Insuffizienz ausrichten, und ein offenes Bein heilt nicht schneller, wenn man Salbe auf die Wunde aufträgt. Deshalb ist es besonders wichtig, noch einmal zu betonen, daß den beschriebenen Hautveränderungen nicht in erster Linie eine Erkrankung der Haut, sondern eine Störung der venösen Blutzirkulation zugrunde liegt. Nur wenn der Arzt gezielt gegen das Venen-

Venenleiden vorrangig behandeln!

leiden und seine Folgen vorgeht, kann das Unterschenkelgeschwür abheilen, und die Beschwerden verschwinden.

Venöser Blutfluß meist chronisch gestört

85 bis 90% aller offenen Beine entstehen durch eine chronische Störung des Blutrückflusses in den Venen als Folge einer abgelaufenen Beinvenenthrombose oder ausgedehnter Krampfadern. Für etwa 5 bis 10% sind arterielle Durchblutungsstörungen durch Erkrankungen der Schlagadern (Arterien) verantwortlich. Im Spätstadium dieser Erkrankungen stirbt ebenfalls die Haut ab. Bereits bevor sich ein Geschwür bildet, verursachen arterielle Durchblutungsstörungen jedoch ständige Schmerzen in Ruhe und vor allem bei körperlicher Belastung. Ob dem offenen Bein arterielle oder venöse Gefäßveränderungen zugrunde liegen, läßt sich zudem deutlich unterscheiden: Beim venös bedingten Geschwür sorgt das Hochlagern der Beine für eine Abschwellung und verschafft dem Patienten spürbare Erleichterung, während sich beim arteriell bedingten Geschwür die Schmerzen dadurch verstärken und erst im Sitzen wieder verringern. Außerdem finden sich bei arteriellen Durchblutungsstörungen nicht nur am Unterschenkel, sondern auch im Zehen- und Fußbereich abgestorbene Hautbezirke.

Arteriell bedingtes Geschwür

Gelegentlich kann ein offenes Bein auch Folgeerscheinung von Zuckerkrankheit, Tuberkulose oder bösartigen Geschwülsten sein, doch kommen solche Fälle selten vor und sollen nur der Vollständigkeit halber hier erwähnt werden.

Noch einmal das Wichtigste zum offenen Bein auf einen Blick:

- Chronische Venenerkrankungen können sich aus einem Krampfaderleiden oder nach einer Thrombose entwickeln. Unterschenkelgeschwüre sind das gefürchtete Endstadium dieses Krankheitsverlaufs.
- Ein offenes Bein heilt erst dann ab, wenn die zugrundeliegende Störung der venösen Blutzirkulation wirksam behandelt wird.
- Bei starken Schmerzen ist auch an arterielle Durchblutungsstörungen zu denken.

Die Behandlung der chronischen Venenerkrankung

Hat sich ein chronisches Venenleiden nach längerem Verlauf so weit verschlechtert, daß die Beine ständig angeschwollen sind und schmerzen, muß die Behandlung mehreren Zielen dienen:

Ziele der Behandlung

- Sie soll den Rückstrom des Blutes in den Beinvenen verbessern.
- Sie soll Stauungsbeschwerden und Schmerzen vermindern.
- Sie soll beim offenen Bein den Wundverschluß fördern.

Einfache unterstützende Behandlungsmöglichkeiten, die die Patienten selbst einsetzen können – also Bewegungsübungen, Entstauungsgymnastik und Wasseranwendungen, wie im Kapitel »Wichtige Tips zur Vorbeugung und Selbsthilfe« beschrieben –, reichen allein nicht aus, um die Beschwerden merklich zu lindern. In solchen Fällen empfiehlt der Arzt eine Kompressionsbehandlung; sie ist die grundlegende und wichtigste Behandlungsmaßnahme für den chronisch Venenkranken.

Der Kompressionsverband

Kompression heißt Druck von außen

Eine Kompressionsbehandlung soll über einen festen Verband von außen einen gewissen Druck auf das Bein ausüben. Dadurch wird zum einen das im Gewebe angesammelte Wasser besser von den Blut- und Lymphgefäßen aufgenommen, und das Bein schwillt schneller ab. Zum anderen verringert sich durch den Druck von außen der Querschnitt der beim Krampfaderleiden stark erweiterten Venen, d.h. die Gefäße verengen sich, die Venenklappen können sich wieder richtig schließen und damit wenigstens teilweise ihre Leitfunktion für den Blutstrom erfüllen. Und zum dritten steigert der Kompressionsverband den Blutrückfluß durch Wadenmuskelarbeit, indem er als eine Art fester Hülle um das Bein der Muskulatur Widerstand bietet. Auf diese Weise werden sowohl die tiefen Venen unter der Muskulatur als auch die zwischen Haut und Muskeln verlaufenden oberflächlichen Venen zusammengepreßt. Die Leistung der Muskelpumpen von Fuß und Wade erhöht sich beträchtlich und damit auch die Blutmenge, die in den Körper zurücktransportiert wird, was mit zum Abklingen von Schwellung und Beschwerden beiträgt.

Alle diese Ziele kann der Kompressionsverband aber nur dann erreichen, wenn er richtig angelegt ist und geeignetes Bindenmaterial verwendet wurde. Vor dem Verordnen eines solchen Verbandes muß der Arzt entscheiden, welche Art von Binden er wählen soll, weil davon die gewünschte Wirkungsweise der Kompression abhängt.

Verband muß richtig angelegt sein

Es gibt zwei grundsätzliche Möglichkeiten für die Druckwirkung des Verbandes:

- den »Ruhedruck«, d.h. den Druck, den der Verband bei körperlicher Ruhe im Liegen auf das Bein ausübt;
- den »Arbeitsdruck«, also den Druck, der bei Bewegung, wie Laufen, Gehen, Gymnastik usw., über den Verband auf das Bein einwirkt.

Kurzzugbinden: hoher Arbeitsdruck

Langzugbinden: hoher Ruhedruck

Für Menschen, die an einer Venenerkrankung leiden, aber weiterhin ihren alltäglichen Beschäftigungen nachgehen können, eignen sich Kurzzugbinden. Sie sind wenig dehnbar, fühlen sich sehr fest an und erzeugen einen geringen Ruhedruck und einen hohen Arbeitsdruck, d.h. der Druck des Kompressionsverbandes macht sich gerade bei Bewegung und Belastung deutlich bemerkbar und kurbelt die Tätigkeit der Beinmuskelpumpen zusätzlich an. Müssen die Betroffenen jedoch wegen einer anderen Erkrankung – z.B. bei Lungenentzündung oder nach einem Schlaganfall – Bettruhe halten, kommen Langzugbinden für den Kompressionsverband in Frage. Sie entwickeln nur geringen Arbeitsdruck, aber einen hohen Ruhedruck, weil sie durch den eingewebten Gummifaden sehr stark dehnbar sind. Der hohe Ruhedruck sorgt dafür, daß der Rückfluß des Blutes aus den Beinvenen auch im Liegen gut funktioniert. Sobald der Patient aufsteht, verliert dieser Kompressionsverband aus Langzugbinden übrigens seine Wirkung – es ist daher sehr wichtig, bei der Wahl der Binden und vor dem Anlegen Zweck und Einsatzbedingungen des Verbandes zu überlegen!

Geeignete Binden wählen

Mit dem Anlegen eines Kompressionsverbandes beginnt man immer an den unteren Beinabschnitten bzw. auf dem Fußrücken und wickelt dann weiter gleichmäßig das Bein hinauf. Dafür gibt es verschiedene Methoden. Welche Technik angewandt wird, spielt nur eine geringe Rolle; viel wichtiger ist es, daß der Verband den gewünschten Druck erzeugt, um die ungenügende Funktion des Venensystems durch Einwirkung von außen zu verbessern.

Wickeltechnik nach Sigg

Die einfachste Wickeltechnik hat der Schweizer Arzt Dr. Sigg beschrieben. Bei dieser Technik (Abb. 20 zeigt die einzelnen Schritte) setzt das Verbinden auf dem Fußrücken an der Fußinnenseite an. Zunächst wird die Binde zweimal um den Fuß abgerollt und danach zum Knöchel und über den Knöchel weitergeführt. Dabei muß man besonders beachten, daß unbedingt die Ferse mit eingewickelt wird, da ausgesparte Gewebebereiche sonst schnell anschwellen, an den Schuhrändern reiben und eine zusätzliche Verletzungsgefahr bilden können. Außerdem würde die Binde so den Blutfluß in den Venen abschnüren und erst recht Stauungen an dieser Stelle hervorrufen, was

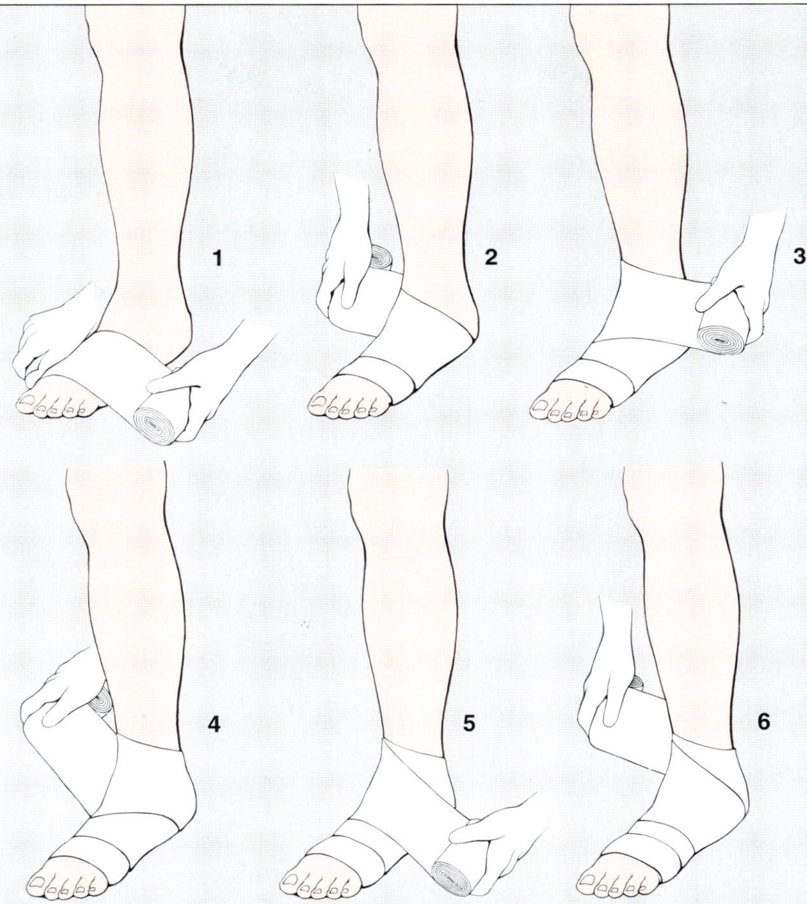

Auf dem Fußrücken an der Fußinnenseite beginnend (1), wird die erste Binde zweimal um den Fuß abgerollt (2) und danach zum Knöchel (3) und über den Knöchel weitergeführt (4 bis 6). Dabei muß unbedingt darauf geachtet werden, daß keine ausgesparten Stellen bleiben, die später Abschnürungen hervorrufen.

So wird ein Kompressionsverband angelegt (Technik nach Sigg). ***Abb. 20a***

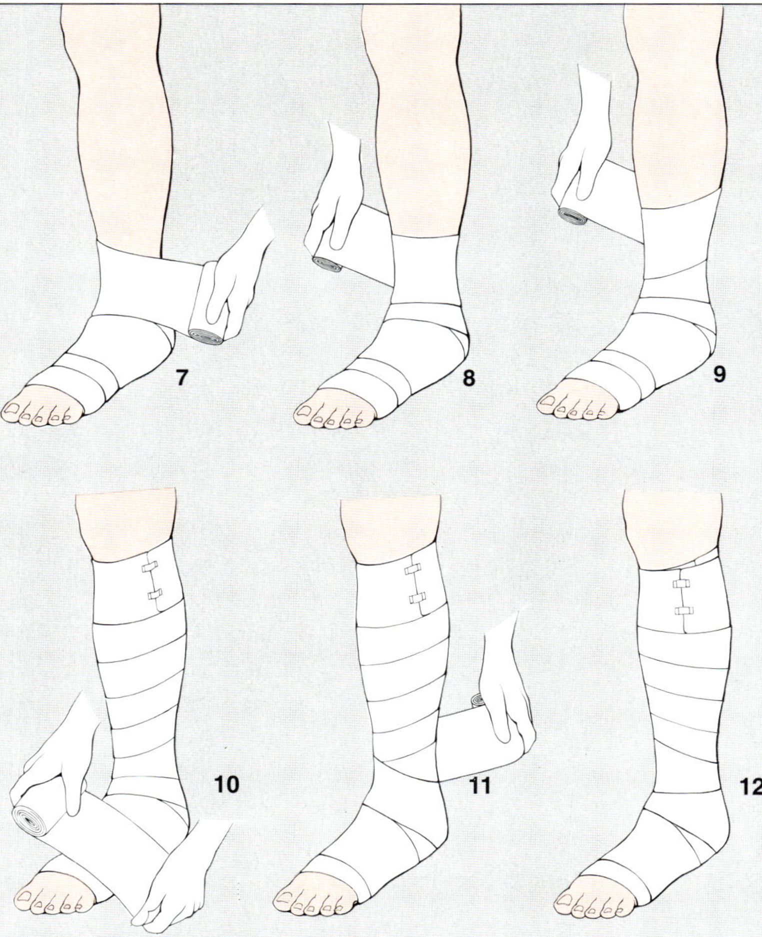

Von der Ferse aufwärts verläuft der Verband in dachziegelartiger Überlappung bis unter das Knie (7 bis 9). Anschließend wird eine zweite Binde in entgegengesetzter Richtung (von außen nach innen) über den ersten Verband gewickelt (10 bis 12). Die Bindenenden werden jeweils mit Klammern befestigt.

So wird ein Kompressionsverband angelegt (Technik nach Sigg). ***Abb. 20b***

ja mit dem Kompressionsverband gerade verhindert werden soll. Von der Ferse aufwärts verläuft der Verband in dachziegelartiger Überlappung bis zum Knie und, je nach Ausdehnung des Krampfaderleidens, den Oberschenkel hinauf bis zur Leiste. Für die häufigste Form des Unterschenkel-Kompressionsverbandes braucht man mindestens zwei Binden, am besten eine 8 cm breite, die vom Fußrücken bis etwa eine Handbreit über den Knöchel reicht, und anschließend eine 10 cm breite bis zum Knie. Wickelsets, die aus zwei Binden der genannten Größe bestehen (Pütter-Verband), werden im Handel angeboten.

Wickeln mit 2 Binden

Je nachdem, wie lange der Kompressionsverband getragen werden soll, unterscheidet man zwischen dem Wechsel- und dem Dauerverband.

Wechselverband

Der Wechselverband wird abends abgewickelt. Im Liegen gehen die Stauungen in den Beinen ohnehin zurück, und es ist angenehmer, ohne Kompressionsverband zu schlafen. Außerdem üben die verwendeten Kurzzugbinden, wie erwähnt, einen sehr geringen Ruhedruck aus, verlieren also nachts im Bett ihre Wirkung. Allerdings muß man den Verband dann jeden Morgen vor dem Aufstehen neu anlegen.

Dauerverband

Ein Dauerverband bleibt mehrere Tage bis zu einer Woche am Bein. Er besteht aus speziell dafür gedachten Kurzzugbinden mit sehr geringer Dehnbarkeit. Spätestens nach einer Woche sollte man aber auch diesen Verband wieder abnehmen, denn mit der Zeit schwillt das gewickelte Bein deutlich ab, die Binden sitzen zu locker und üben nicht mehr den beabsichtigten Druck aus. Bei sehr weichen Schwellungen muß der Dauerverband schon nach 2 bis 3 Tagen gewechselt werden, um ihn dem schwindenden Beinumfang immer neu anpassen zu können.

Zinkleimverband

Besonders geeignet für den Dauerverband sind Zinkleimbinden. Der in den Binden enthaltene Leim wird nach dem Anwickeln allmählich trocken und starr und läßt so eine unnachgiebige Hülle um das Bein entstehen. Auch Klebeverbände erfüllen einen ähnlichen Zweck; hier erzeugen pflasterartige Stoffbahnen, die mit einem Kleber versehen sind, eine feste, allerdings an der Haut haftende Verbindung um das Bein.

Verband ist immer erste Maßnahme

Ein Kompressionsverband sollte stets die erste Maßnahme in der Behandlung von Venenleiden darstellen, weil er der Schwere der Erkrankung und dem Umfang des Ödems entsprechend angepaßt werden kann. Erst wenn das Bein ganz abgeschwollen ist und die Beschwerden merklich zurückgegangen sind, wird der Arzt die Dauerbehandlung mit einem Strumpf in Betracht ziehen.

Hier noch einmal das Wichtigste in Kürze:

- Der Kompressionsverband hat drei Aufgaben: Er soll das Ödem ausschwemmen, die Funktion der Venenklappen verbessern und den Blutrückfluß in den Venen fördern.

- Für den Alltag sind Kurzzugbinden mit geringem Ruhedruck, aber hohem Arbeitsdruck erforderlich.
- Bettlägerige Patienten benötigen Langzugbinden mit hohem Ruhedruck.
- Das Anlegen eines Kompressionsverbandes muß sachgerecht erfolgen und erlernt werden.
- Man unterscheidet Wechselverbände und Dauerverbände.

Der Kompressionsstrumpf

Den zweiten Schritt in der Kompressionsbehandlung bildet die Versorgung mit einem passenden Strumpf, den der Arzt nach dem Abheilen des Unterschenkelgeschwürs bzw. dem Abklingen des Ödems verschreibt. Er soll den Erfolg der Behandlung sichern und einer erneuten Verschlechterung vorbeugen. Der Vorteil des Strumpfes liegt darin, daß das zeitaufwendige Wickeln morgens entfällt; statt dessen kann der Venenkranke **vor** dem Aufstehen – das ist besonders wichtig – seinen Kompressionsstrumpf anlegen. Vor dem Aufstehen deshalb, weil das Bein im Liegen über Nacht vollständig abgeschwollen ist und beim Herumlaufen am Morgen ohne Strumpf bereits wieder ein gewisser Blutstau einsetzt.

Strumpf erst nach dem Abheilen und Abschwellen

Kompressionsstrümpfe werden aus einem speziell geeigneten festen Material gefertigt und können je nach Wunsch verschiedenen Druck erzeugen.

Strumpf-größe

Für die richtige Größe des Strumpfes mißt man nach einem bestimmten Schema Beinumfang und Beinlänge (Abbildung 21 zeigt die gängigsten Strumpfarten). Sollte sich kein passender Strumpf finden, gibt es auch die Möglichkeit, ihn nach Maß anfertigen zu lassen. Dazu nimmt der Bandagist die erforderlichen Beinmaße ab und übermittelt sie einer Herstellerfirma, die diese besondere Leistung anbietet.

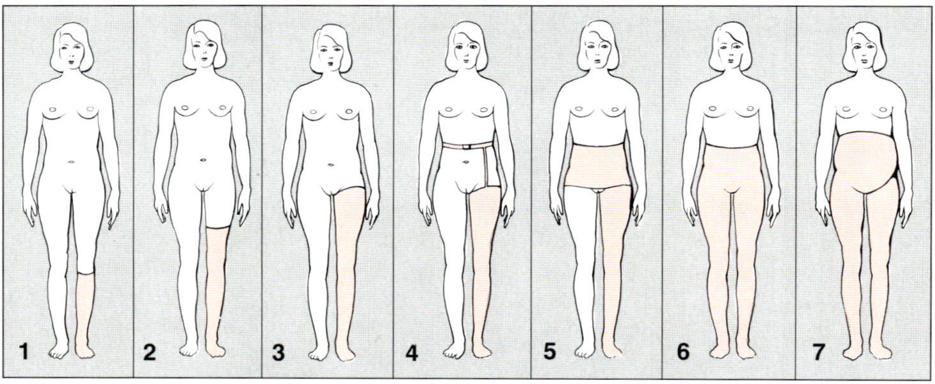

Abb. 21

Die gebräuchlichsten Kompressionsstrumpfarten: 1 Wadenstrumpf, 2 Halbschenkelstrumpf, 3 Schenkelstrumpf, 4 Schenkelstrumpf mit Hüftbefestigung, 5 Schenkelstrumpf mit Leibteil, 6 Kompressionsstrumpfhose, 7 Umstandskompressionsstrumpfhose

Kompressions-klasse

Neben der Strumpfgröße muß vor allem die Kompressionsklasse, also der Druck, den der Strumpf auf das Bein ausüben soll, festgelegt werden. Klasse I bedeutet eine leichte Kompression von etwa 20 bis 40 Torr (Maßeinheit des Drucks), Klasse II eine mittlere von 40 bis 60 Torr, und für Klasse III beträgt der Druck des Strumpfes 60 bis 80 Torr.

Beim chronischen Venenleiden ist eine mittlere Kompression am besten geeignet, um das einmal erzielte Behandlungsergebnis zu halten. Hat die Erkrankung schon das Stadium des offenen Beins durchlaufen, sollte man eher einen höheren Druck anstreben, da hier die venöse Blutzirkulation so erheblich gestört ist, daß eine niedrigere Kompression kaum Erfolg bringt.

Abschnürung unbedingt vermeiden!

In der Kompressionsbehandlung, egal ob sie mittels Verband oder Strumpf durchgeführt wird, darf es auf keinen Fall zu Abschnürungen kommen. Wenn Sie solche Erscheinungen am erkrankten Bein bemerken, sollten Sie baldmöglichst Ihren Arzt aufsuchen, damit er Abhilfe schaffen kann. Nicht selten hört man von Venenkranken, daß sie den verordneten Kompressionsverband oder -strumpf nicht anlegen, weil sie ihn nicht »vertragen«. Schuld daran sind aber weder das Material noch die Art der Behandlung, sondern Fehler bei der Anwendung. Sprechen Sie mit Ihrem Arzt, und lassen Sie sich ausführlich beraten, wie man mit Kompressionsstrumpf und -verband richtig umgeht, damit die beabsichtigte Wirkung erreicht wird! Nur dann werden die Schmerzen in Ihrem Bein tatsächlich und dauerhaft verschwinden.

Beim Arzt beraten lassen

Zum Schluß noch einmal das Wichtigste auf einen Blick:

- Ein Kompressionsstrumpf wird erst nach erfolgreicher Behandlung mit Kompressionsverbänden eingesetzt.

- Zur Ermittlung der notwendigen Strumpfgröße dient eine Maßtabelle.
- Je nach Behandlungsziel kann der Arzt zwischen drei Kompressionsklassen wählen.
- Kompressionsverband und -strumpf müssen unbedingt so angelegt werden, daß keine Abschnürungserscheinungen auftreten.

Die Medikamente und wie sie wirken

Viele Venenmittel auf dem Markt

Zur Behandlung chronischer Venenleiden gibt es eine Vielzahl von Medikamenten, deren Einsatz und Wirksamkeit auch unter Ärzten umstritten sind (s. Tabelle 3). Weil die Bandbreite der angebotenen Mittel so groß ist und sie außerdem in unterschiedlichen Konzentrationen zur Verfügung stehen, lassen sich Ergebnisse und Erfahrungen bei ihrer Anwendung nur schlecht vergleichen und ihre Wirkungen nicht allgemeingültig nachweisen.

Gefäßabdichtende Präparate

Eine Hauptgruppe der im Handel erhältlichen Medikamente bilden die sogenannten abdichtenden oder ödemprotektiven Mittel. Sie sollen die Ödembereitschaft herabsetzen, d.h. verhindern, daß zuviel Flüssigkeit aus den Blutgefäßen ins Gewebe austritt. Am weitesten verbreitet sind Venenmedikamente, die Bestandteile der Roßkastanie enthalten. Aber auch andere Pflanzenwirkstoffe, z.B. die Flavonoide, haben eine sehr gute gefäßabdichtende Wirkung. Allerdings werden gerade diese Mittel schlecht vom Körper aufgenommen. Teilweise gelangen nur etwa 10 % der betreffenden Substanz wirklich in den Körper, so daß der gewünschte Erfolg nur bei ausreichend hoher Dosierung eintreten kann. Beim Festlegen der Behandlungsrichtlinien wird der Arzt darauf achten, einerseits eine gute Wirksamkeit zu erzielen, andererseits aber die Nebenwirkungen möglichst gering zu halten. Inzwischen sind Präparate auf dem Markt, die man nur ein- bis zweimal täglich einnehmen muß, weil die enthaltenen Wirkstoffe lange im Körper gespeichert werden können (in der Fachsprache heißt das Depotwirkung).

Medikamente mit Langzeitwirkung

Tabelle 3

Medikamente zur Behandlung des chronischen Venenleidens

Behandlungsziel	Wirkungsweise	Medikamentengruppe
Verringerung der Ödeme	Blutgefäße werden abgedichtet	Roßkastanienpräparate Flavonoide Glykoside des Mäusedorns Synthetische Stoffe (Benzaron, Kalziumdobesilat)
	Wasser wird aus dem Gewebe geschwemmt	Diuretika (»Wassertabletten«)
Verengung des Venenquerschnitts	Die Muskelspannung in der Venenwand wird erhöht	Mutterkorn-Alkaloide (Dihydroergotamin)

»Wassertabletten«

Andere Medikamente, die ebenfalls zum Rückgang der Beinschwellung beitragen sollen, sind die sogenannten »Wassertabletten«. Diese Mittel sorgen dafür, daß sich die Ausscheidung bestimmter Mineralien durch die Niere verändert. Infolgedessen nehmen die Gefäße vermehrt Wasser aus dem Gewebe auf, das dann wiederum über die Nieren abfließt. Beim Ausschwemmen der Gewebsflüssigkeit gehen dem Körper jedoch gleichzeitig lebenswichtige Mineralstoffe verloren. Deshalb kann die Behandlung mit solchen Medikamenten (»Diuretika«), wenn sie längere Zeit andauert, erhebliche Nebenwirkungen mit sich bringen. Diuretika sollten also nur kurzfristig und zu Beginn der Behandlung eingesetzt werden, und auch das wegen der erhöhten Gefahr von Nebenwirkungen immer in Absprache mit dem Arzt.

Gefäßverengende Mittel

Eine dritte Gruppe von Arzneimitteln beeinflußt den Blutstrom in den Venen, indem sie die Muskulatur der Gefäßwand anregt, sich zusammenzuziehen. Dadurch verengt sich der Venenquerschnitt deutlich, der Rückfluß des Blutes wird beschleunigt und die Funktion der Venenklappen verbessert. Grundlage der »venentonisierenden« Medikamente sind häufig Stoffe, die aus dem Mutterkorn, einem vor allem Getreide und Gräser befallenden Schlauchpilz, gewonnen werden. Auch diese Mittel kann der Körper nur schlecht aufnehmen, d.h. die Dosierung muß entsprechend hoch angesetzt sein. Natürlich führen die enthaltenen Substanzen ebenso zu Arterienverengungen. Eine Überdosierung kann daher die arterielle Blutzirkulation empfindlich stören und sollte unbedingt vermieden werden. Im Einzelfall kann eine Kombination von verschiedenen Medikamenten, die sich in ihrer Wirkung sinnvoll ergänzen, das Behandlungsergebnis noch wesentlich verbessern.

Was tun bei Hautveränderungen?

Salben helfen wenig

Über viele Jahre hat man Hautveränderungen bei Venenleiden mit den verschiedensten Salben und Pasten behandelt, immer in dem Glauben, den äußerlich sichtbaren, teilweise erheblichen Hautschädigungen liege auch tatsächlich eine Erkrankung der Haut zugrunde. Häufig gehen Betroffene deshalb zuerst zum Dermatologen oder werden vom Hausarzt dorthin überwiesen. Da es sich aber selbst beim Unterschenkelgeschwür nicht um eine Hautkrankheit, sondern um die Folge einer schweren venösen Blutzirkulationsstörung handelt, können Salben und andere äußerlich aufgetragene Mittel wenig gegen die Hautveränderung ausrichten.

Statt dessen: Blutabfluß fördern!

An erster Stelle muß immer die Verbesserung des Blutrückflusses in den Venen stehen. Dann werden sich auch die geschädigten Hautstellen rasch erholen. Nur die Farbeinlagerungen in der Haut bilden sich nicht mehr zurück. Das alleinige Bestreichen der Geschwüre mit verschiedenen Salbenkombinationen macht nur die Hautveränderungen äußerlich weniger sichtbar, bewirkt aber keine Heilung. Zur Behandlung eines offenen Beins genügt es, das Geschwür mit dünnen, bakterienfreien Schaumstoffplatten zu bedecken bzw. zu polstern und anschließend einen Kompressionsverband anzulegen. Anfangs muß man ihn häufiger wechseln, da die offenen Stellen infolge der beschleunigten venösen Blutzirkulation zunächst vermehrt Flüssigkeit absondern. Die erkrankten Hautbezirke trocknen jedoch relativ gut ab; mit einem Puder von möglichst wirkstofffreier Zusammensetzung läßt sich dem noch etwas nachhelfen. Eine solche Trockenbehandlung, unterstützt durch einen sachgerecht angelegten Kompressionsverband, bringt das Geschwür am schnellsten zum Abheilen und sorgt für eine merkliche Linderung der Schmerzen.

Kompressionsverband und Puder helfen

Pasten und Salben – auch wenn sie die gerinnungshemmende Substanz Heparin enthalten – sind, sieht man von einer leichten Kühlung ab, in ihrer Wirksamkeit ausgesprochen gering und können für die Behandlung chronischer Venenleiden nicht empfohlen werden.

Für den Einsatz von Medikamenten bei Venenleiden gilt also:

- Medikamente können andere Behandlungsmaßnahmen bei Venenerkrankungen sinnvoll ergänzen.
- Gefäßabdichtende Präparate verringern die Durchlässigkeit der Venenwände und damit die Flüssigkeitsansammlung im Gewebe.
- Ausschwemmende Mittel (Diuretika) sollten nur kurzfristig oder vorübergehend eingesetzt werden, da sie einen Mineralstoffmangel im Körper herbeiführen können.

- Medikamente, die die Gefäßwandspannung erhöhen, also eine Verengung der Venen auslösen, fördern den venösen Blutrückfluß.
- Eine Kombination verschiedener Wirkungsweisen kann das Behandlungsergebnis verbessern.
- Die äußerliche Behandlung von Hautveränderungen hat nur dann Erfolg, wenn gleichzeitig ein Kompressionsverband getragen wird.

Die klinische Untersuchung

Wenn ein Patient mit Beinschmerzen und -schwellungen zu seinem Arzt kommt und der Verdacht auf ein Venenleiden besteht, wird der Arzt zunächst versuchen, sich möglichst genaue Kenntnisse über die zugrundeliegende Krankheitsgeschichte (Anamnese) zu verschaffen. Er wird nach Krampfadern fragen und sich auch nach Venenerkrankungen bei Eltern und Großeltern erkundigen, die auf eine erbliche Venenschwäche hinweisen können. Bei Frauen wird er die Zahl der durchgemachten Schwangerschaften und Entbindungen wissen wollen. Wichtig sind natürlich ebenso abgelaufene Venenthrombosen und Venenentzündungen und eventuell erfolgte Behandlungen der Venen. Schließlich muß der Arzt durch gezielte Fragen abklären, ob die Beschwerden des Patienten nicht noch andere Auslöser haben könnten.

Genaue Anamnese wichtig

Danach wird die Schilderung der gegenwärtig auftretenden Krankheitszeichen (Symptome) breiten Raum einnehmen. Verschlimmern sich die Schmerzen beim Stehen? Wie verändern sich die Beschwerden beim Laufen oder Schwimmen, bei schwerer körperlicher Belastung und bei Wetterumschwung? Welchen Einfluß hat der Beginn der Monatsblutung bei Frauen auf die Beschwerden? Gibt es einen Unterschied zwischen den Symptomen am Abend und am nächsten Morgen, haben also abends angeschwollene Beine morgens wieder ein normales Aussehen? Wird das Hochlagern der Beine als angenehm oder als störend empfun-

Welche Symptome treten auf?

den, und welche äußerlich sichtbaren Veränderungen hat der Betroffene bereits selbst feststellen können? Mit Hilfe solcher und ähnlicher Fragen wird sich der Arzt allmählich ein Bild der Erkrankung machen können.

Untersuchung der Beine

Die ärztliche Untersuchung beginnt mit der Betrachtung der erkrankten Beine, und zwar im Stehen, weil gerade bei Krampfadern oder nach einer Thrombose die äußerlich sichtbaren Veränderungen dabei deutlich zutage treten. Besondere Aufmerksamkeit richtet der Arzt auf die Beschaffenheit der Haut und eventuelle Farbabweichungen, auf Veränderungen der Hautgefäße und die Form der Beine und Gelenke.

Prüfung von Gelenken und Arterien

Danach werden die Gelenke auf ihre Beweglichkeit, auf druckschmerzhafte oder stark erwärmte Stellen überprüft. Durch das Betasten der Schlagadern (Arterien) in der Gegend des Leistenbandes, der Kniekehle, am Innenknöchel und auf dem Fußrücken lassen sich Rückschlüsse auf Erkrankungen der Beinarterien ziehen.

Apparative Untersuchungsmethoden

Anamnese, Betrachtung und Untersuchung vermitteln dem Arzt meist bereits das nötige Wissen, um eine Diagnose für die Beinbeschwerden des Patienten stellen zu können. Oft bedarf es aber zusätzlicher Erkenntnisse, bevor er entscheidet, welche Behandlung am besten geeignet ist. Dazu hat die medizinische Technik bestimmte Apparate

Technik hilft Diagnose sichern

entwickelt, mit deren Hilfe sich das genaue Ausmaß der für ein Venenleiden verantwortlichen Blutzirkulationsstörungen feststellen läßt. Je nach Vorgehensweise spricht man dabei von invasiven (»eindringenden«) Untersuchungsmethoden, bei denen eine Injektionsnadel in die Vene eingeführt wird, und nichtinvasiven Techniken, die den Körper nicht verletzen und deshalb völlig schmerzfrei sind. Zu den nichtinvasiven Untersuchungen gehören die Ultraschall-Doppler-Sonographie, die Lichtreflexionsrheographie und die Plethysmographie, zu den invasiven die Venendruckmessung und die Phlebographie.

Invasive und nichtinvasive Methoden

Die Ultraschall-Doppler-Sonographie

Mit Hilfe dieser völlig schmerzlosen und unblutigen Methode wird die Strömungsgeschwindigkeit des Blutes in den Adern registriert. Ein kleiner, kugelschreiberähnlicher Meßstift schickt unhörbare Schallwellen durch die Haut in das Gewebe, die dort von den in den Adern sich bewegenden Blutkörperchen zurückgeworfen werden. Ein Empfänger nimmt diese sogenannten Echowellen auf, macht sie über das apparative Meßsystem als Geräusche hörbar oder zeichnet sie mit einem Schreiber auf. Aus den unterschiedlichen Geräuschen, die im Venensystem deutlich atemabhängig sind, kann man sehr genau die Strömungsrichtung des Blutes feststellen und die Schließfähigkeit der Venenklappen beurteilen. Falls eine Thrombose vorliegt, läßt sich in den betreffenden Venenabschnitten die Unterbrechung des Blutflusses erkennen.

Blutströmung wird hörbar

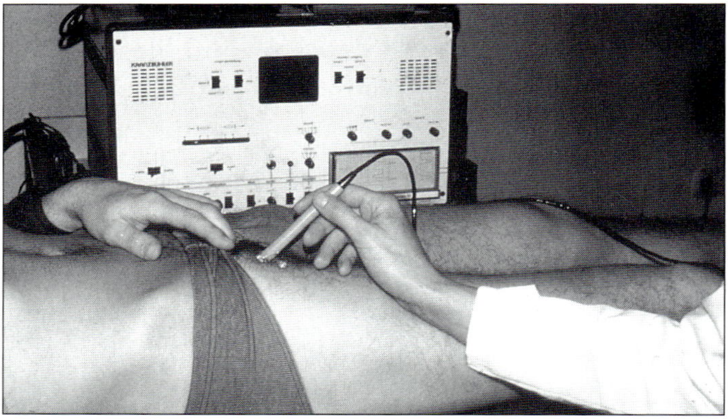

Abb. 22

Ultraschall-Doppler-Sonographie: Untersuchung der Oberschenkelvene in der Leistenbeuge

Die Lichtreflexionsrheographie

Sie ist eine ebenfalls schmerzfreie und unblutige Untersuchung der Venenfunktion in den Beinen. Dabei wird die Haut mit infrarotem Licht bestrahlt und gleichzeitig gemessen, wieviel von diesem Licht die einzelnen Hautschichten, insbesondere aber die roten Blutkörperchen in den Blutgefäßen reflektieren. Die zurückgestrahlten Lichtanteile werden vom Meßgerät als Kurven aufgeschrieben. Aus diesen Kurven kann der Arzt herauslesen, wie weit z.B. die Tätigkeit der Wadenmuskulatur das Blut aus den Hautgefäßen oberhalb des Knöchels herauspumpt und in welcher Geschwindigkeit sich die geleerten Venen wieder mit Blut auffüllen. Normalerweise dauert das relativ lange, nämlich ungefähr 30 Sekunden. Befindet sich oberhalb der Meßstelle an der Innenseite des Unterschenkels eine Reihe nicht mehr funktionsfähiger Venenklappen, so wird das Blut im Stehen die Hautgefäße in diesem Bereich sehr schnell wieder

»Auffüllzeit« der Venen wird gemessen

füllen. Die Lichtreflexionsrheographie gibt also genaue Auskunft über den Zustand der Venenklappen und dessen Auswirkung auf das Venensystem.

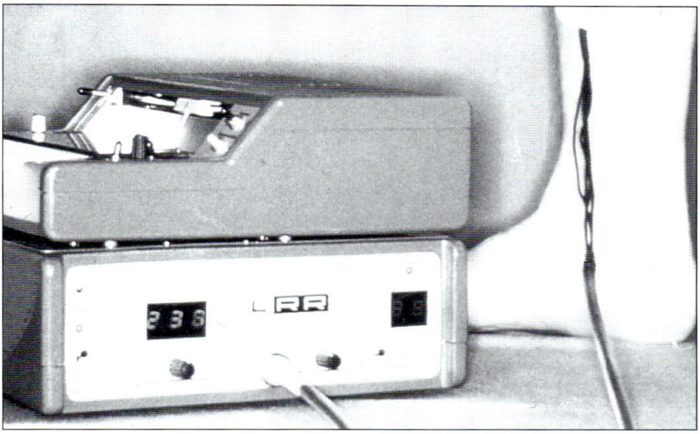

Abb. 23

Lichtreflexionsrheographie

Die Plethysmographie

Mit Hilfe dieser Methode wird die Blutmenge bestimmt, die die Beinvenen im Unterschenkel aufnehmen können. Das gesamte Fassungsvermögen läßt sich durch Lageveränderungen des Körpers wie Aufsetzen oder Hinstellen messen. Wird das Blut in den Venen bei hochgelagerten Beinen durch Manschetten vom Knie abwärts zurückgestaut, so erlaubt die Plethysmographie exakte Angaben zum venösen Rückfluß aus den Beinen in den Rumpf. An der Geschwindigkeit des Rückflusses erkennt der Arzt, ob eine Abflußstörung (z.B. durch einen Blutpfropf) vorliegt. Die Plethysmographie verursacht ebenfalls keine Schmerzen und belästigt den Patienten nur wenig. Die ge-

Mißt Blutmenge und Rückfluß in den Venen

wonnenen Daten zu Teilfunktionen des Venensystems sind für Diagnose und Beurteilung des weiteren Behandlungsverlaufes besonders aussagekräftig.

Abb. 24

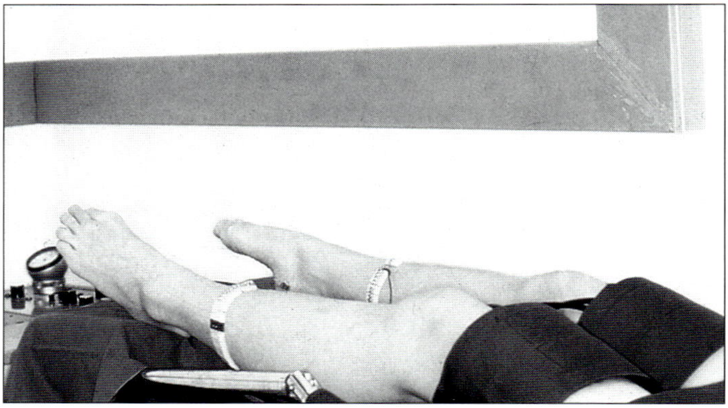

Plethysmographie

Die Venendruckmessung

Im Gegensatz zu den rein äußerlich angewandten Untersuchungsverfahren, die wir bis jetzt kennengelernt haben, ist die Messung des venösen Blutdrucks nicht ganz schmerzfrei, liefert aber sehr zuverlässige Ergebnisse.

Messung im Stehen ...

Zunächst wird mit einer Nadel eine Fußrückenvene punktiert und mit einem Druckmeßgerät verbunden, anschließend der Venendruck im Stehen bestimmt. Da dieser Druck bei Gesunden und Venenkranken etwa gleich ist, muß der Patient danach eine Bewegungsübung (den 10- bis 12maligen Zehenstand, wie im Kapitel »Übungen zur Kräftigung der Muskulatur« beschrieben) durchführen. Die auftretenden Druckveränderungen in den Venen registriert das Meßgerät. Normalerweise kommt es bei Bewegung zu einem starken Druckabfall und anschließend zu einem langsamen Druckanstieg, der erst nach 25 bis 30 Sekunden die Ausgangswerte erreicht. Bei Venenkranken fällt diese Druckverminderung deutlich geringer aus, während sich der Druck nach körperlicher Bewegung schneller erhöht. Die Untersuchungsergebnisse lassen deshalb ein Venenleiden recht leicht erkennen.

... und nach Gymnastik

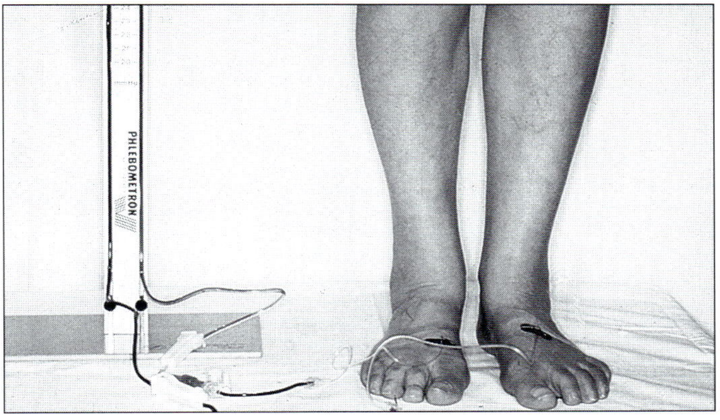

Abb. 25

Venendruckmessung

Die Venendruckmessung gibt dem Arzt Aufschluß darüber, ob eine Krampfaderentfernung sinnvoll ist oder nicht, da er über diese Methode Wirkung und Behandlungserfolg der Operation bereits vorher abschätzen kann.

Die Phlebographie

Auch bei der Kontrastmitteldarstellung des Venensystems, der sogenannten Phlebographie, wird

Röntgenaufnahme der Venen

eine Vene am Fußrücken punktiert und anschließend über die Injektionsnadel ein Röntgenkontrastmittel gespritzt. Ein Stauschlauch oberhalb des Knöchels lenkt das Kontrastmittel in die tiefen Beinvenen, damit diese Gefäße besonders gut sichtbar werden. Wenn die Klappen in den Verbindungsvenen vom oberflächlichen zum tiefen Venensystem geschädigt sind und das Blut entgegen der normalen Strömungsrichtung in die unter der Haut verlaufenden Gefäße zurückfließt, werden auch die oberflächlichen Venen mit dargestellt. Die Phlebographie bildet anatomische Veränderungen in den Beinvenen so zuverlässig ab, daß sie auch als »Goldener Standard« für die Untersuchung des Venensystems bezeichnet wird.

Abb. 26

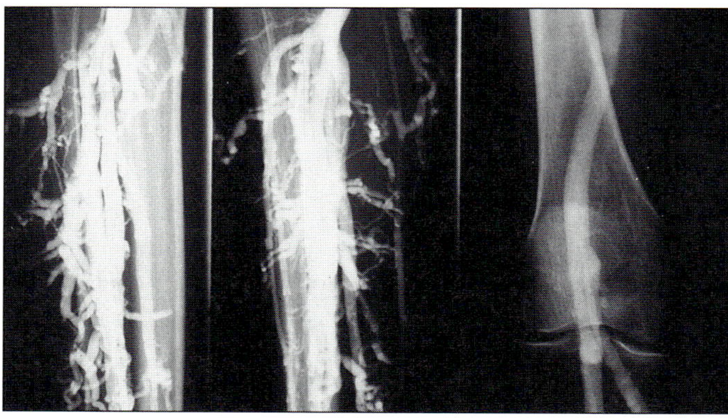

So sehen ausgeprägte Krampfadern am Unterschenkel in der Phlebographie aus.

Da die Anwendung von Kontrastmitteln immer ein gewisses Risiko in sich birgt, sollte man dieses Verfahren nur einsetzen, wenn die nichtinvasiven Untersuchungsmethoden kein eindeutiges Ergebnis liefern und eine Krampfaderoperation diskutiert wird. Zur Abklärung eines einfachen Krampfaderleidens (primäre Varikosis) genügen die nichtinvasiven Techniken. Kommen aber in der Krankengeschichte des Venenpatienten eventuelle Thrombosen vor oder finden sich keine klaren Ursachen für seine Beinschwellungen, so wird der Arzt immer die Phlebographie anstreben. Nur so kann er sicher sein, daß eine Operation das Venenleiden nicht verschlimmert. Die Kontrastmitteluntersuchung wird heute zunehmend durch moderne Verfahren der bildlichen Darstellung wie Duplex-Sonographie, Computertomographie, Kernspin- oder Magnetresonanztomographie abgelöst.

Einsatz nur in Notfällen

Das Wichtigste zur ärztlichen Diagnosestellung im Überblick:

- Für die Erkennung von Venenkrankheiten sind die bereits durchlebte Krankheitsgeschichte des Patienten und die genaue Schilderung seiner Beschwerden besonders aufschlußreich.
- Die Untersuchung im Stehen und Liegen macht dem Arzt das Ausmaß der Erkrankung deutlich.
- Apparative Untersuchungsmethoden erschließen zusätzliche Informationen und erleichtern damit die Diagnose.
- Nichtinvasive Verfahren sind schmerzfrei und für den Patienten am angenehmsten; invasive Untersuchungstechniken laufen über die Venenpunktion und sollten nur bei speziellen Fragestellungen eingesetzt werden.

Venenerkrankungen, insbesondere Krampfadern, sind Folge einer anlagebedingten Gefäßwandschwäche. Im Laufe des Lebens führen die Belastungen des Alltags dazu, daß sich der Zustand der Venen stetig verschlechtert. Dem muß der Betroffene jedoch keineswegs tatenlos zusehen – im Gegenteil: Es gibt eine ganze Reihe von Maßnahmen, die er selbst ergreifen kann, um schlimmeren Folgen des Venenleidens vorzubeugen und bereits bestehende Beschwerden zu lindern.

Werden Sie selbst aktiv!

Die aktive Mitarbeit des Patienten hat in der Behandlung von Venenkrankheiten einen hohen Stellenwert. Sie beginnt schon bei der Einhaltung einfacher Grundregeln, was Ernährung, Körpergewicht und Lebensgewohnheiten angeht.

Auf eine gesunde Lebensweise achten

Gesund leben heißt in diesem Zusammenhang nicht, auf alles zu verzichten, was man mag und was Spaß macht. Doch sollten Venenkranke sich darüber im klaren sein, daß ein ihrem Körperbau entsprechendes, normales Gewicht sich günstig auf den Verlauf des Venenleidens auswirkt. Denn je mehr Last die Beine zu tragen haben, desto schneller ermüden sie. Wer sich dann noch relativ wenig bewegt, bekommt zusätzlich eine schlaffe Beinmuskulatur. Und gerade diese Muskeln sollen ja durch ihre Betätigung den Blutstrom in den Beinvenen beschleunigen.

Übergewicht belastet die Venen

Um das Normalgewicht zu erreichen, ist keine spezielle Diät erforderlich. Mit anderen Worten, es gibt keine bestimmten Nahrungsmittel, die eine Venenerkrankung negativ beeinflussen würden – entscheidend bleibt der Gewichtsverlust an sich. Kalorienarme, aber abwechslungsreiche Mahlzeiten mit vielen Vitaminen, Mineral- und Ballaststoffen werden zu einem besseren Lebensgefühl ebenso beitragen wie ein sparsamer Umgang mit Alkohol und der Verzicht auf das Rauchen. Regelmäßiger Stuhlgang als Ausdruck einer guten Verdauung spielt außerdem eine wichtige Rolle, da der Dickdarm bei Stuhlverstopfung auf die großen Körpervenen drückt und einen Blutrückstau verursacht.

Alkohol und Zigaretten meiden

Bequeme Kleidung und Schuhe tragen

Zu enge Kleidung und Schuhe mit hohen Absätzen stören den Blutrückfluß aus den Beinen und beeinträchtigen die Belastbarkeit der Muskulatur. Gönnen Sie sich also bequeme Kleidung und feste Schuhe mit flachen Absätzen, damit die Beinmuskulatur ungehindert arbeiten kann.

Für die Entstauung der Beine sorgen

Geschwollene Beine

Wer lange sitzt oder stehen muß, merkt sehr bald, daß seine Beine sich schwer und müde fühlen. Fuß- und Wadenmuskulatur werden nicht mehr ausreichend betätigt, was die »Muskelpumpe« in ihrer Funktion einschränkt. Auch die Atmung wird flacher. Dadurch verlangsamt sich der Rücktransport des Blutes zum Herzen, und die entstehenden Stauungen lassen die Beine anschwellen. Die Versorgung des Gewebes mit Nährstoffen verschlechtert sich.

Bei langem Stehen Pause machen

Gerade Menschen mit geschwächtem Venensystem sollten sich deshalb öfter eine Ruhepause gönnen. Zum Sitzen eignen sich allerdings weder ein weicher Polstersessel noch ein einfacher Hocker besonders gut. Wenn nämlich das gesamte Körpergewicht auf die Unterseite der Oberschenkel drückt, die Beine frei herabhängen oder in der Leistengegend zu stark abgeknickt werden, ist der Rückstrom des Blutes aus den Beinen in den Körper unterbrochen (s. Abb. 27).

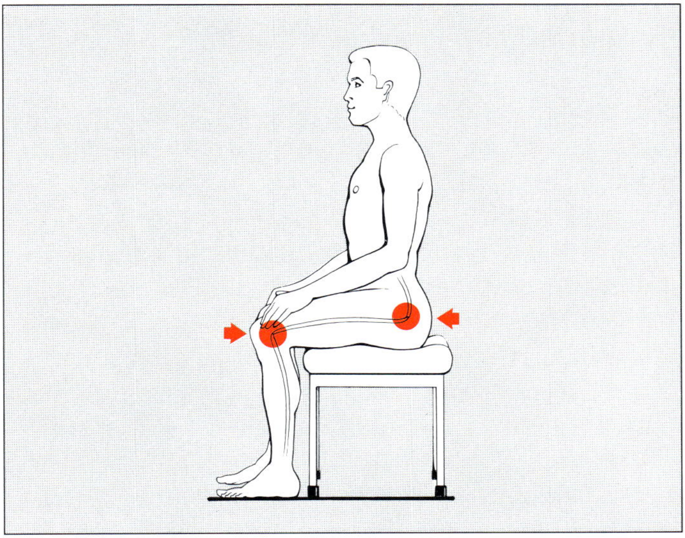

Abb. 27

Im Sitzen werden Becken- und Kniekehlenvene abgeknickt.

Leicht gepolsterte Stühle mit Rückenlehne, bei denen man die Füße im Sitzen flach auf den Boden stellen kann, sind dagegen genau richtig. Zur weiteren Entstauung sollten Sie die Beine des öfteren hochlagern, und zwar am besten in einem Winkel von etwa 20 bis 30 Grad zum flach gestreckten Oberkörper. Das gestaute Venenblut kann dann besser abfließen, die Beinvenen und das gesamte Gefäßsystem werden entlastet.

Beine möglichst oft hochlegen!

Sinnvoll ist auch die Erhöhung des Bettes am Fußende um etwa 8 bis 10 cm. Als Empfehlung gilt ganz allgemein, daß die Füße ungefähr 10 bis 15 cm höher als das Herz liegen sollten, um das notwendige Gefälle für den Blutrückstrom aus den Beinen zu schaffen (s. Abb. 28).

Bett am Fußende erhöhen

Regelmäßig Gymnastik machen

Den Rückfluß des Blutes aus den Beinen, aber auch die Muskeltätigkeit insgesamt kann man durch Gymnastik fördern.

Im folgenden finden Sie ein kleines Übungsprogramm zusammengestellt, das die Mechanismen der venösen Blutzirkulation an ganz verschiedenen Stellen anregt und gerade in der Kombination seiner vier Bestandteile eine besonders gute Wirkung erreicht. Im einzelnen besteht das Gymnastikprogramm aus Übungen zur Abflußförderung, zur Kreislaufanregung, zur Kräftigung der Muskulatur und Atemübungen.

Sinnvolles Gymnastikprogramm

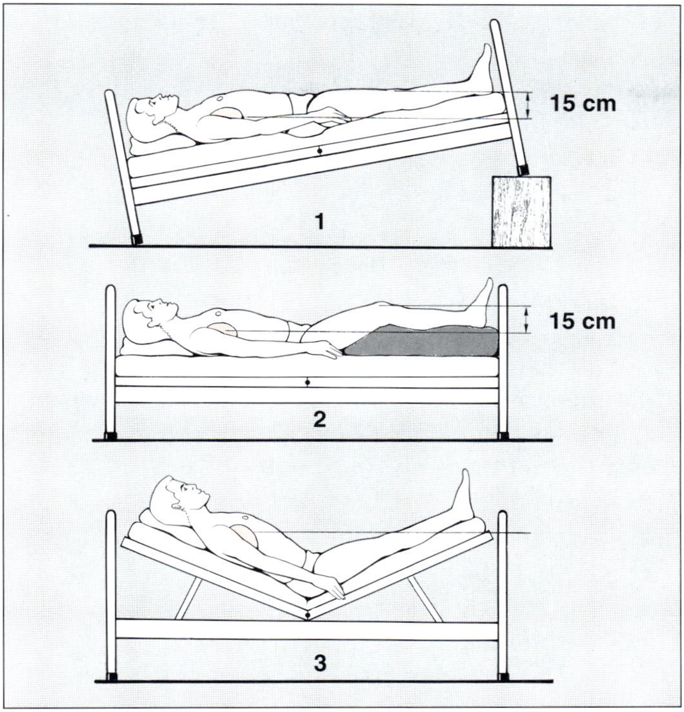

Abb. 28

Richtige Lagerung (1 und 2) unterstützt den venösen Blutrückfluß. Lagerung 3 ist falsch.

Übungen zur Abflußförderung

Legen Sie sich bequem und flach auf den Rücken, falten Sie die Hände unter dem Kopf, und strecken Sie die Beine locker aus. Jetzt ziehen Sie die Beine an und beugen dabei Knie und Hüfte, so weit es geht. Dann strecken Sie abwechselnd das linke und das rechte Bein senkrecht hoch und legen es in gestreckter Haltung wieder auf den Boden ab (s. Abb. 29). Diesen Bewegungsablauf wiederholen Sie etwa 15- bis 20mal.

Fördert den venösen Rückfluß

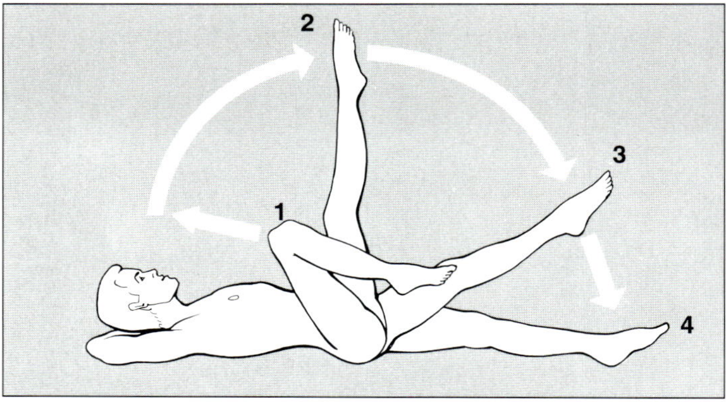

Abb. 29

Diese Übung fördert den Blutrückfluß in den Beinvenen.

Auch die nächste Übung beginnt in Rückenlage. Heben Sie die gestreckten Beine senkrecht hoch, und versuchen Sie nun in der Luft, die Zehen abwechselnd kräftig zu beugen und wieder auszustrecken, das Ganze ungefähr eine halbe Minute lang (s. Abb. 30).

Übungen zur Kreislaufanregung

Regt den Kreislauf an

Legen Sie sich wieder auf den Rücken, heben Sie die gestreckten Beine hoch, und beginnen Sie mit kreisenden Bewegungen der Füße in den Sprunggelenken. Die Füße werden dabei abwechselnd einwärts und auswärts gegeneinandergerollt (s. Abb. 31). Auch diese Übung sollte mindestens eine halbe Minute dauern. Im Anschluß daran beugen und strecken Sie die Fußgelenke, und zwar am besten abwechselnd rechts und links (s. Abb. 32). Wieder gilt eine Übungszeit von gut 30 Sekunden. Die Füße sollten während der beschriebenen Übungen kräftig bewegt und angespannt werden.

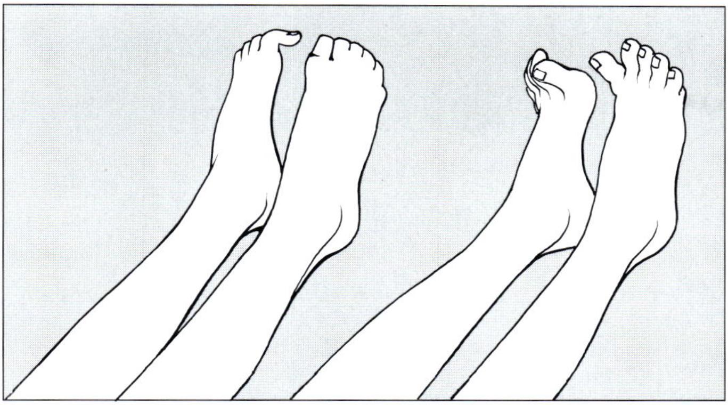

Zehen beugen und strecken

Abb. 30

Bewegung und Entstauung in einem

Als nächstes steht noch eine Übung auf dem Programm, die Bewegung und Entstauung kombiniert. Sie liegen wieder bequem und flach auf dem Rücken, die Beine am Boden und die Arme locker gestreckt. Dann ziehen Sie das rechte Bein an, so daß Ihr Knie möglichst auf der Brust liegt. Umfassen Sie mit beiden Händen Ihren Fuß, strecken Sie das Bein langsam nach oben durch,

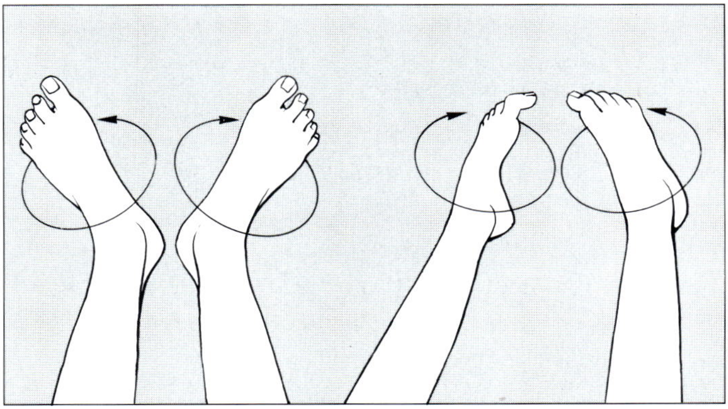

Füße kreisen lassen

Abb. 31

Abb. 32

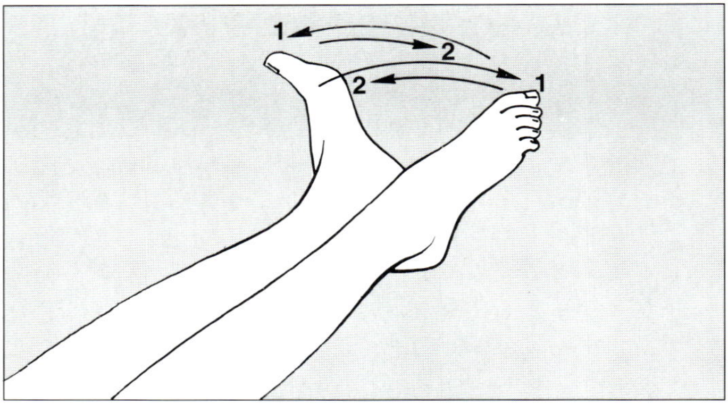

Fußgelenke beugen und strecken

und legen Sie es ebenso langsam wieder ab. Die Handflächen streichen dabei mit sanftem Druck von der Fußspitze über Knöchel, Wade und Knie bis zum Oberschenkel (s. Abb. 33). Diese Übung wird mit dem linken Bein wiederholt und der ganze Ablauf etwa 8- bis 10mal durchgeführt.

Abb. 33

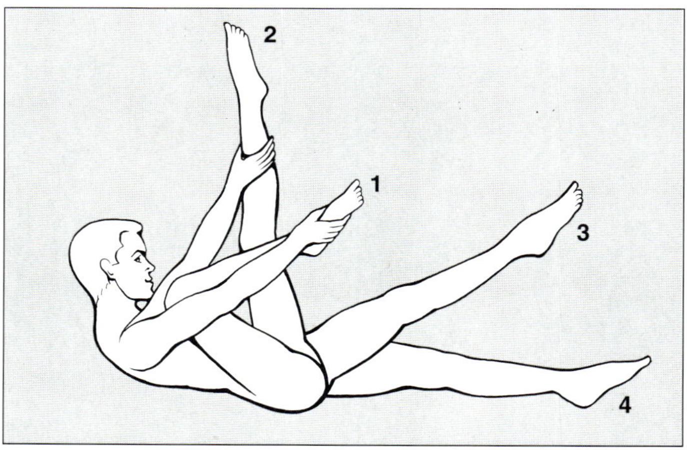

Diese Übung kombiniert Bewegung und Entstauung.

Übungen zur Kräftigung der Muskulatur

Legen Sie sich wieder bequem auf den Rücken, die Beine schräg nach oben gelagert. Dann plazieren Sie ein kleines Schaumstoffkissen zwischen die Innenknöchel und pressen es langsam unter steigendem Druck zusammen. Die Beine halten Sie gestreckt. Gleichzeitig heben Sie das Gesäß an, wobei der Rücken gerade bleibt. Sie liegen nur noch auf Kopf, Schultern und Fersen (s. Abb. 34). Diese Übung sollten Sie ungefähr 4- bis 6mal in einer halben Minute ausführen und dazwischen – das ist wichtig – jeweils eine Entspannungspause von etwa 4 Sekunden einlegen.

Kräftigt die Muskeln

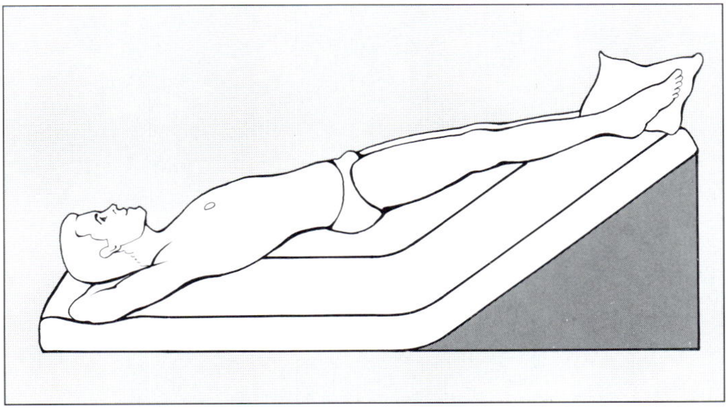

Abb. 34

Ziel dieser Übung: kräftigere Muskeln

Eine zweite Übung beginnt ebenfalls auf dem Rücken mit hochgelagerten Beinen. Legen Sie die Beine an den Fußgelenken übereinander, und pressen Sie die überkreuzten Beine mit steigendem Druck gegeneinander (s. Abb. 35). Dieses Anstemmen und Lockerlassen sollten Sie langsam machen, den Druck allmählich erhöhen und auch hier zwischen etwa 6 Übungen in 30 Sekunden die Entspannung nicht vergessen.

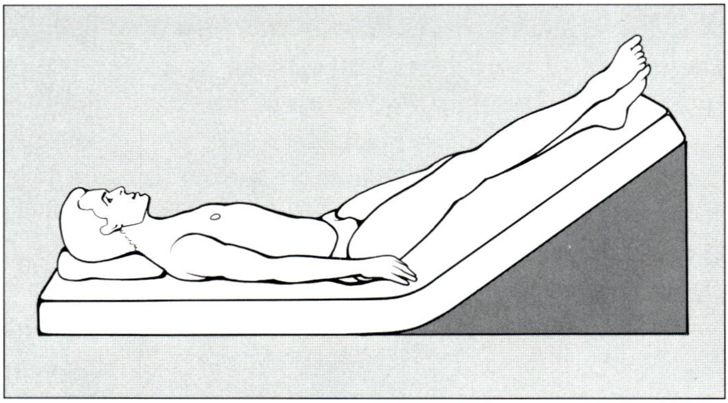

Abb. 35

Die Muskulatur wird abwechselnd angespannt und lockergelassen.

Entspannungspausen einlegen

Damit das alles nicht zu anstrengend wird, empfiehlt es sich, nach den verschiedenen Übungen jeweils kurze Entspannungspausen einzuhalten. Dazu flach und locker liegenbleiben, auf gleichmäßige Atmung achten und ruhig die Augen dabei schließen. Für die gewünschte Wirkung der Gymnastik ist es nämlich wichtig, daß Muskelanspannung und Muskelentspannung regelmäßig aufeinanderfolgen.

Die dritte Übung zur Muskelkräftigung wird im Stehen durchgeführt, und zwar barfuß auf einer nicht zu weichen Unterlage, z.B. auf einem Teppich oder einer dünnen Matte. Jetzt stellen Sie sich auf die Zehenspitzen, und gehen Sie vorwärts. Wichtig dabei: Nicht festhalten! Anschließend laufen Sie auf der Ferse bei hochgezogenen

Zehen- und Fersengang

Zehenspitzen, natürlich wieder ohne Abstützen (s. Abb. 36). Dem Zehen- und Fersengang sollten Sie jeweils eine halbe Minute Zeit einräumen. Nach einigen Versuchen wird Ihnen das Balancieren bestimmt nicht mehr schwerfallen.

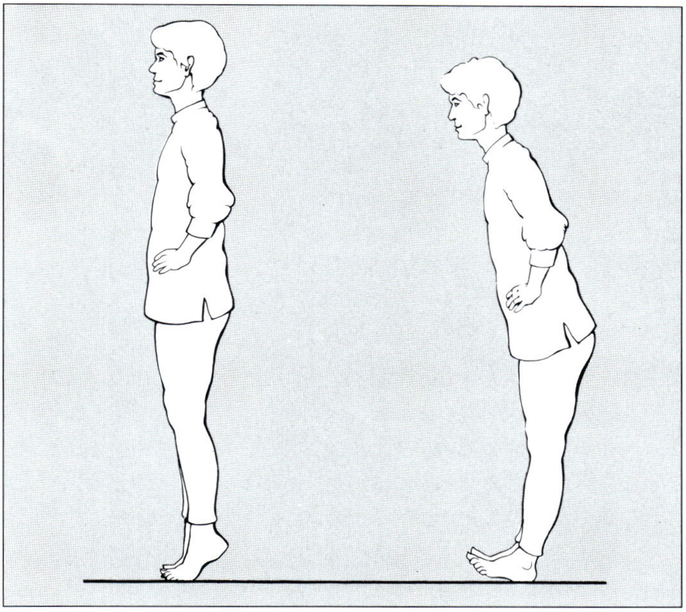

Abb. 36

Zehen- und Fersengang

Atemübungen

Tief atmen entspannt

Am Ende dieses Trainingsprogramms kommen die Atemübungen. Neben der Bewegung braucht der Körper natürlich ausreichend Sauerstoff. Nach der Gymnastik sind Atemübungen ideal, denn der Kreislauf ist jetzt angeregt, und eine richtig durchgeführte Atemübung entspannt wunderbar.

Stellen Sie sich am besten ans geöffnete Fenster, halten Sie den Kopf nach oben, und verschränken Sie die Hände im Nacken. Jetzt atmen Sie langsam und ruhig ganz tief ein und danach kräftig aus. Wiederholen Sie diese tiefen Atemzüge für ungefähr 30 Sekunden – länger sollte diese Übung nicht dauern.

3mal täglich Gymnastik

Dieses kleine Gymnastikprogramm kann natürlich nach Wunsch abgeändert werden. Wichtig ist, daß man es überhaupt durchführt und daß die Übungen so zusammengestellt sind, wie sie am meisten Spaß machen. Im Idealfall sollten Sie sich dreimal täglich die Zeit dazu nehmen, oder wenigstens morgens und abends. Sie benötigen nur einige Minuten für eine solche Gymnastik, und doch steigert sie den Blutrückfluß in den Venen ganz beträchtlich.

Bewegung tut not

Alle Bewegungsarten, die die natürliche Muskelpumpe aktivieren und trainieren, sind für den Venenkranken sehr wichtig: also Spazierengehen möglichst auf Waldwegen, Radfahren und andere körperliche Aktivitäten, die eine gewisse Abwechslung der Muskeltätigkeit mit sich bringen.

Der Trick: regelmäßige Bewegung

Sicherlich brauchen erkennbare Erfolge eine gewisse Zeit. Deshalb spielt die Regelmäßigkeit der körperlichen Bewegung eine große Rolle. Außerdem sollte man darauf achten, gerade bei einseitiger beruflicher Belastung in der Freizeit jede

Möglichkeit eines entsprechenden Ausgleichs zu nutzen. Neben dem genannten Spazierengehen und Radfahren ist Schwimmen besonders günstig.

Viel laufen, radfahren, schwimmen

Gleichmäßiges und nicht zu schnelles Schwimmen in kühlem Wasser – das in unseren Breiten ja im Sommer meist ausreichend vorhanden ist – zieht die Venen zusammen und fördert den Blutrückfluß. Zusätzlich zur Temperatur erweist sich auch der Wasserdruck von außen auf den Körper als vorteilhaft, so daß sogar das ruhige Sichtreibenlassen in kühlerem Wasser die Blutzirkulation positiv beeinflußt.

Wasseranwendungen sind heilsam

Wasser soll kühl oder lauwarm sein

Entscheidend für die Wirksamkeit der Methode ist nicht so sehr die Wahl zwischen Guß, Bein- oder Volldusche, sondern die Temperatur des verwendeten Wassers. Da die Venen unter der Haut sehr stark auf Außentemperaturen reagieren, darf das Wasser nur kühl oder allenfalls lauwarm sein – heißes oder eiskaltes Wasser bringt kein gutes Ergebnis. Deshalb eignen sich Wechselbäder, bei denen schnell von angenehm warmen auf kühlere Temperaturen umgestellt wird, weniger für Venenkranke als für Menschen mit arteriellen Durchblutungsstörungen. Die Warmphase würde eine deutliche Erweiterung der Venen und damit einen Rückgang der Blutfließgeschwindigkeit nach sich ziehen, also genau die Entwicklung, der die Behandlung des Venenleidens entgegensteuern soll.

Kalte Güsse für die Beine

Für kalte Güsse stellt die Brause oder Dusche zu Hause ein ideales Hilfsmittel dar. Der Wasserstrahl sollte nicht zu hart sein und der Duschkopf nahe an die Haut gehalten werden. Man beginnt dabei immer an den Füßen und führt das kühle Wasser langsam an der Außenseite der Beine bis zur Leistengegend nach oben. Das ganze Bein muß dann von kühlem Wasser umspült sein. Anschließend wird der gesamte Vorgang an der Beininnenseite wiederholt (s. Abb. 37). Die Zeit für das Abduschen von Außen- und Innenseite sollte für jedes Bein insgesamt 10 bis 15 Sekunden betragen.

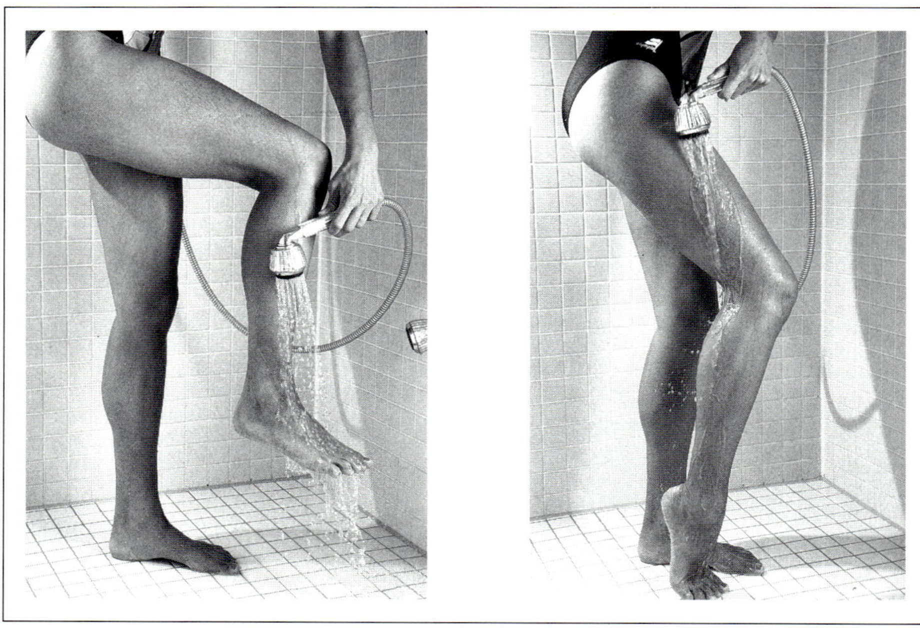

Abb. 37 **Mit den kalten Güssen an den Füßen beginnen und das Wasser langsam bis zur Leistengegend nach oben führen**

Für das Wassertreten benötigt man einen Griff zum Festhalten an der Wannenwand und eine rutschfeste Matte in der Wanne. Füllen Sie die Wanne 10 cm hoch mit kaltem Wasser, und treten Sie langsam auf der Stelle (s. Abb. 38). Wenn Sie das Wasser sehr schnell als zu kalt empfinden, sollten Sie diese Übung beenden. Die beste Wirkung erreicht man beim Wassertreten nämlich erst, wenn die Reaktion der Venen durch ein gewisses Training vorbereitet worden ist. Der Vorteil dieser Methode liegt darin, daß nicht nur die heilsamen Kaltwasserreize die Blutzirkulation in den Venen anregen, sondern auch die Wadenmuskelpumpe mit betätigt wird.

Wassertreten braucht Training

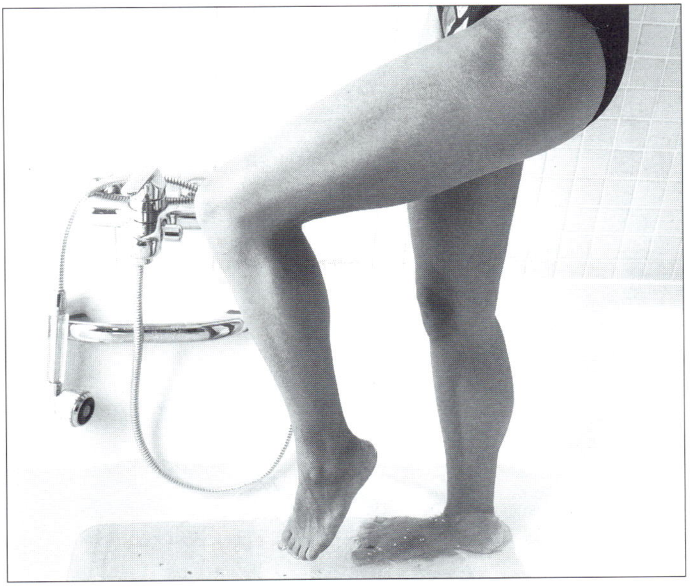

Abb. 38

Wassertreten in der Badewanne

Die häufigsten Fehler bei der Wasseranwendung sind:

Fehler beachten

- Es werden kalte Anwendungen am kalten Bein durchgeführt.
- Die Reaktion des Wiedererwärmens fehlt.
- Die Anwendungen werden zu rasch und nicht der Reaktion der Beine gemäß gesteigert.
- Die Zahl der Anwendungen ist zu hoch (mehr als 3 pro Tag).

Vorsicht in der Sauna

Viele Venenkranke sind unsicher, ob sie guten Gewissens in die Sauna gehen können. Ein Aufenthalt in der Sauna fördert den Blutstau in den Beinen, da die feuchte Wärme die Venen erweitert und so über die Kapillaren mehr Flüssigkeit ins Gewebe gelangt. Die Ödemneigung nimmt zu. Eine anschließende Kaltwasseranwendung führt bei gesunden Personen rasch wieder zur normalen Spannkraft der Gefäßwände. Geschädigte Beinvenen reagieren weniger stark und langsamer.

Der Besuch in der Sauna ist möglich, wenn kein schwerwiegendes Venenleiden, d.h. keine wesentliche Beinschwellung vorliegt.

Regeln für die Sauna

Einige wichtige Regeln sollten Sie beachten:

- In der Sauna die Beine nicht herunterhängen lassen, sondern sich auf die Bank legen oder sogar die Beine an der Wand hochlagern;
- den Saunagang auf 8 bis 12 Minuten begrenzen;

- nach dem Verlassen der Kabine nicht herumstehen, sondern sich mit dem ersten Kaltwasserguß die Beine abkühlen, an den Fußknöcheln beginnend;
- die Wassergüsse während der »Kaltphase« mehrmals wiederholen oder sogar durch Einsteigen in ein Tauchbecken steigern.

Wer sich an diese Vorgaben hält, muß keinerlei Komplikationen befürchten.

Bei schwerem Venenleiden Saunaverbot!

Von einem Saunagang muß abgeraten werden:

- mindestens 6 Monate lang nach einer tiefen Beinvenenthrombose;
- solange eine Behandlung mit gerinnungshemmenden Medikamenten erforderlich ist;
- bei einem schweren postthrombotischen Syndrom mit Ödem und Hauternährungsstörungen.

Sport treiben mit Bedacht

Aktive Bewegung und sportliche Betätigung empfehlen sich für Venenkranke. Dabei sollen die Beinmuskulatur trainiert und der Blutrückstrom in den Venen gefördert werden. Ein geschädigtes Venensystem darf man jedoch nicht überlasten.

Empfehlenswerte Sportarten

Folgende Sportarten sind für Venenkranke gut geeignet:

- Schwimmen;
- Gymnastik (die beschriebenen speziellen Fußübungen für Venenkranke);

- Wandern;
- Golfspielen;
- Joggen;
- Radfahren (dabei die Pedale grundsätzlich mit dem Vorfuß treten, weil dadurch die Wadenmuskelpumpe erst richtig arbeitet) – aber nicht mit einem Rennrad, weil die zusammengeklappte Sitzhaltung den venösen Abfluß stört!
- Skilanglauf;
- Tanzen.

Verletzungsrisiko bedenken!

Sportarten, die das Venensystem besonders belasten und mit Springen und Hüpfen verbunden sind, sollten gemieden werden. Sportverletzungen betreffen in mehr als der Hälfte der Fälle die Beine, die dann meist zur Heilung ruhiggestellt werden müssen – für den Venenkranken ein sehr unerwünschter Zustand.
Zu diesen risikoreichen Sportarten gehören:

- Fußball, Handball;
- Kampfsport;
- Skifahren (Abfahrtslauf).

Preßatmung nachteilig für Venenkranke

Ungünstig auf Venengeschädigte wirken sich auch Sportarten aus, bei deren Ausüben immer wieder die Luft angehalten wird. Dadurch steigt der Druck im Bauchraum an, was wiederum erhöhten Druck auf die Beinvenen nach sich zieht.
Beispiele für solche Sportarten sind:

- Gewichtheben und Krafttraining ganz allgemein;
- Rudern (die Körperhaltung behindert zusätzlich den Blutrückfluß).

Vernünftig reisen und Urlaub machen

Auch für die Planung längerer Reisen gilt: Die Möglichkeit, aufstehen und herumlaufen zu können, spielt eine wichtige Rolle, um Blutstau und Beinschwellung zu vermeiden.

Im Flugzeug sollten Menschen mit geschädigten Venen deshalb einen Platz am Mittelgang wählen, um zwischendurch ein paar Schritte gehen zu können. Genauso empfiehlt es sich während längerer Bahnfahrten, ab und zu im Gang vor den Abteilen auf- und abzulaufen. Auch wer mit dem eigenen Auto unterwegs ist, sollte öfters eine Pause einlegen und die Beine bewegen. Besonders günstig für Venenpatienten ist es natürlich, auf solchen Reisen Kompressionsstrümpfe zu tragen.

Auf Reisen zwischendurch Beine bewegen

Denken Sie daran: Auch im Urlaub tut Bewegung Ihren Beinen gut!

Urlaubsklima beeinflußt die Venen

Für das Klima des Urlaubsortes gelten folgende Empfehlungen:
- gemäßigtes bis kräftiges Reizklima im Mittel- bis Hochgebirge (bis 2000 m);
- im Sommer Küstengebiete in Nord- und Westeuropa.

Ungünstig für Venenkranke sind:
- feuchtes, besonders feuchtwarmes Klima;
- Föhngebiete;
- starkes Reizklima;
- große Hitze und starke Sonneneinstrahlung.

Kurzzugbinden einpacken!

In jedem Fall sollten Venenkranke Kurzzugbinden mitnehmen, um bei Verstauchungen, Prellungen der Beine oder bei Insektenstichen am kranken Bein mit einem sachgerechten Kompressionsverband weiteren Schäden vorzubeugen.

Zum Schluß noch einmal die wichtigsten Tips auf einen Blick:

- Neben einer gesunden Lebensweise können regelmäßiges Hochlagern der Beine und tägliche Gymnastik zur Besserung des Venenleidens beitragen.
- Wasseranwendungen wirken sich sehr vorteilhaft aus, erfordern aber eine gewisse Gewöhnung.
- Für den Saunabesuch sollten bestimmte Regeln beachtet werden.
- Nicht alle Sportarten sind für Venenkranke geeignet; hier sollte man sich vorher genau informieren.
- Auf der Urlaubsreise mit dem Auto sollten Venenkranke die regelmäßigen Pausen zur Bewegung nicht vergessen.
- Bei der Auswahl des Urlaubziels sollten Venengeschädigte klimatische Gesichtspunkte mit einbeziehen.

Wer bei sich selbst Krampfadern feststellt oder an den Auswirkungen einer Thrombose der tiefen Beinvenen leidet, wird immer wieder Beschwerden verspüren. Spannungen, Schwellungen und Schmerzen in den Beinen zwingen den Venenkranken ständig aufs neue, sich mit seinem Leiden auseinanderzusetzen. In seiner Umgebung und auch beim Hausarztbesuch wird er nicht selten sehr unterschiedlichen Meinungen begegnen. Oft entsteht daraus eine gewisse Unsicherheit, die der Betroffene mit zunehmender Passivität beantwortet, was schließlich zur Ergebenheit in das Krankheitsgeschehen führt – unter dem Motto: »Damit muß man leben« oder »Dagegen kann man kaum etwas machen«. Diese Einstellung trägt dazu bei, daß die leichteren, noch gut beeinflußbaren Formen des Venenleidens nach und nach in ein chronisches Stadium abgleiten, in dem die Chancen auf Besserung immer weiter sinken. Nur die aktive Mitarbeit des Kranken und auch der Menschen in seiner Umgebung können dieser Entwicklung Einhalt gebieten.

Aktiv werden statt leiden!

Es gibt kein Wundermittel, das die über Jahre entstandenen Gefäß- und Hautveränderungen beseitigt. Dem Venenkranken steht jedoch in Abstimmung mit dem behandelnden Arzt eine Fülle von Möglichkeiten offen, selbst sein Krankheitsschicksal in die Hand zu nehmen und positiv zu beeinflussen.

Wenn es diesem Ratgeber gelungen ist, Sie zum aktiven Umgang mit Ihrer Krankheit anzuregen, hat er seine Aufgabe erfüllt.

In der Bundesrepublik Deutschland gibt es seit einigen Jahren **Patientenselbsthilfeorganisationen**, die sich gezielt um Venenkranke und deren Anliegen kümmern. Mit Hilfe von Vorträgen und Fortbildungsveranstaltungen für Patienten und Ärzte und durch konsequente Aufklärungsarbeit soll die Problematik der Venenleiden einer breiteren Öffentlichkeit bewußt gemacht werden. Im Mittelpunkt der Vereinstätigkeit steht das Bemühen, Betroffene über die Entstehung von Venenerkrankungen, die Behandlungsmöglichkeiten und die Vorbeugungsmaßnahmen zu informieren.

Wenn Sie Fragen zu Ihrer Erkrankung haben, über den Besuch beim Arzt hinaus Beratung wünschen oder den Kontakt zu anderen Patienten suchen, können Sie sich an folgende Adressen wenden.

Deutsche Gesellschaft Venen e. V.
Generalsekretariat
80 Spittlertorgraben 3
W-8500 Nürnberg 1

Aktion Venenhilfe e. V.
Postfach 80 10 05
W-8000 München 80

Diese Organisation betreibt zusätzlich das »Venomobil«, eine mobile Venenmeßstation, die durch ganz Deutschland fährt und bei Messen, Gesundheitstagen und anderen Informationsveranstaltungen eingesetzt wird. Hier können Betroffene ihre Venen kostenlos von einem Arzt untersuchen und mittels Ultraschall-Doppler-Sonographie testen lassen. Patienten mit erheblichen Venenveränderungen wird empfohlen, zum Arzt zu gehen, in leichteren Fällen genügt eine Beratung vor Ort. Einsatzorte und -termine für das Venomobil sind unter der Telefonnummer 0 21 31/2 30 25 zu erfahren.

Abbildungsnachweis

Abbildungen 1, 3–17, 19–21, 27–36:
Lothar H. Schnellbächer (Strichzeichnungen)

Abbildung 22: Prof. Dr. med. habil. Markward Marshall, Tegernsee

Abbildungen 23–25; »Besenreiser-Varizen«, »Retikuläre Varizen« (Farbtafel 5): kaemmerpress, Hannover-Seelze/ Prof. Dr. med. Rudolf Stadler, Klinikum Minden, Hautklinik (Zentrum f. Venenerkrankungen)

Bereits erschienene Ratgeber

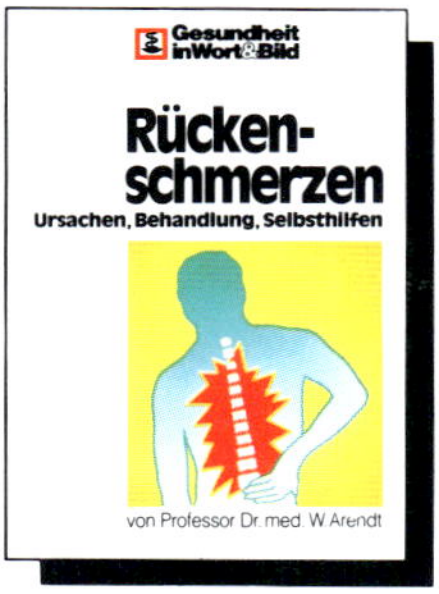

Rückenschmerzen sind mittlerweile die »Volkskrankheit« Nr. 1. Alles über die Ursachen, über Vorbeugung und Behandlung sagt Ihnen dieser Ratgeber.

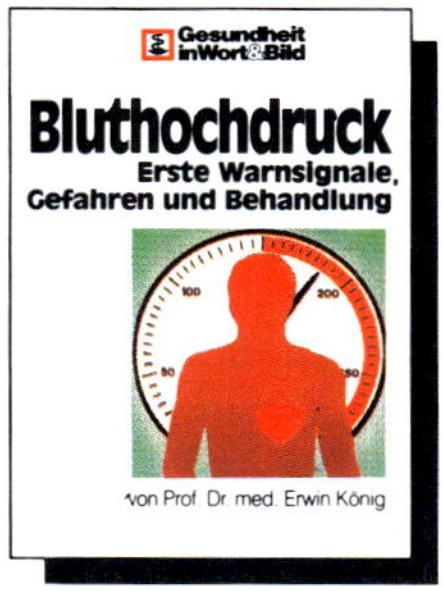

Bluthochdruck ist häufiger Risikofaktor bei Herz-Kreislauf-Erkrankungen. Alles Wissenswerte über Vorbeugung und Behandlung erklärt ein Herzspezialist.

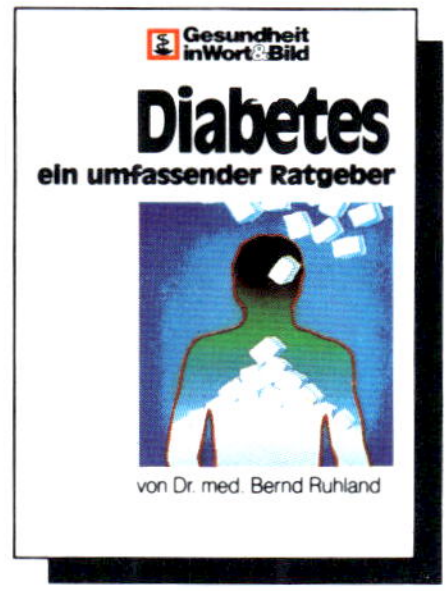

In diesem praktischen Ratgeber hat ein Facharzt für Diabetologie alles über Ursachen und Behandlungsformen der Zuckerkrankheit zusammengetragen.

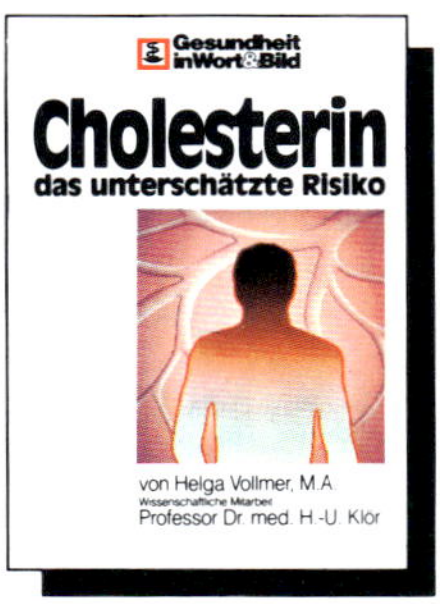

Erhöhte Blutfettwerte sind ein wesentlicher Risikofaktor für die Arteriosklerose. Dieser Ratgeber gibt Auskunft über Vorbeuge- und Behandlungsmaßnahmen.

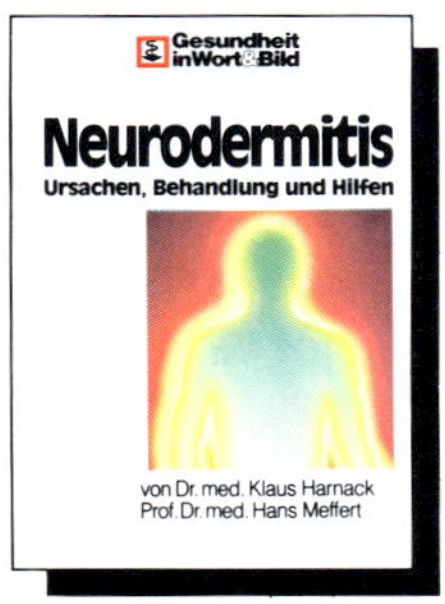

Der Ratgeber gibt Auskunft über die verschiedenen Behandlungsmöglichkeiten und zeigt Ihnen, wie Sie mit dieser chronischen Krankheit besser leben können.

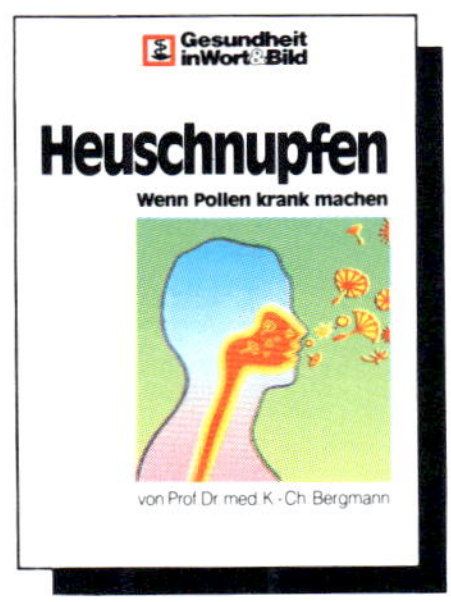

Der Ratgeber informiert Sie über die allergieauslösenden Pollen, ihre Flugzeiten und ihre Wirkungsweise. Er nennt Vorbeugungs- und Behandlungsmaßnahmen.

Weitere Bände sind in Vorbereitung – fragen Sie hierzu in Ihrer Apotheke nach, oder beachten Sie die Anzeigen in der »Apotheken Umschau«!

WORT & BILD VERLAG

Wort & Bild Verlag ● Postfach 70 20 69 ● 8000 München 70

Bereits erschienene Ratgeber

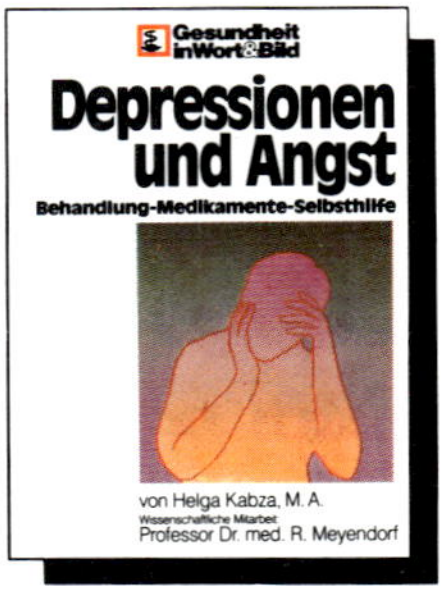

Millionen Frauen und Männer leiden unter Depressionen und Angstzuständen. Dieser Ratgeber informiert Sie über die Hilfe- und Heilungsmöglichkeiten.

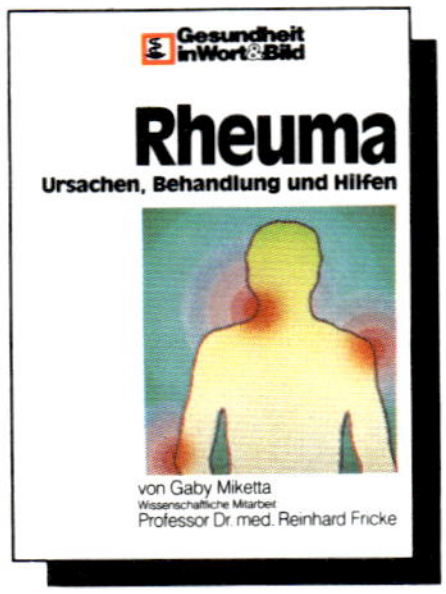

In diesem hilfreichen Ratgeber finden Sie alle wichtigen Informationen über die Ursachen des Rheumas und über die geeigneten Behandlungsmethoden.

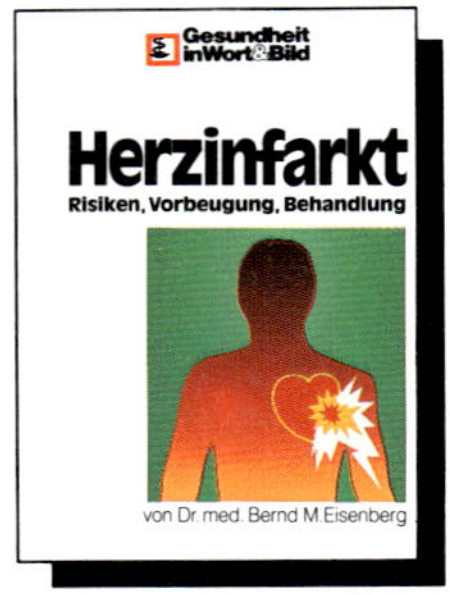

Nur ganz selten kommt ein Herzinfarkt »wie ein Blitz aus heiterem Himmel«. In unserem Ratgeber erfahren Sie alles über die Risikofaktoren und deren Vermeidung.

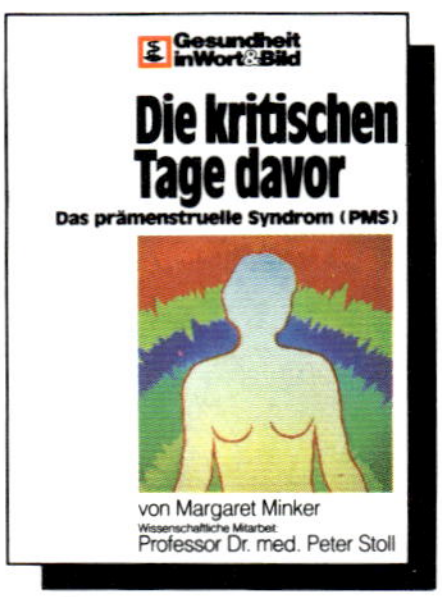

Schmerzen und Beschwerden an den Tagen vor der Periode kennen viele Frauen. Hier erfahren Sie alles Wissenswerte über das sog. »Prämenstruelle Syndrom«.

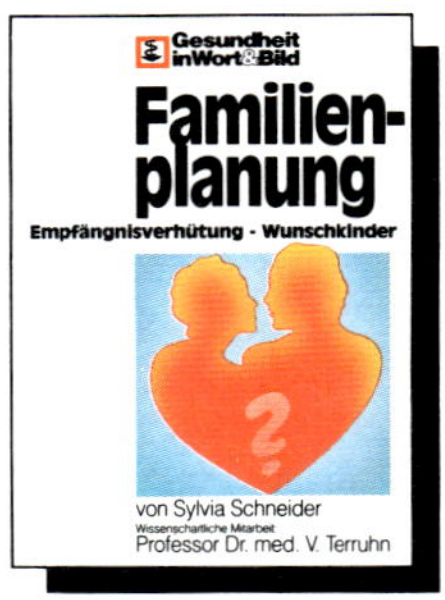

Probleme mit der Empfängnisverhütung? Sie erfahren in diesem Ratgeber die Vor- und Nachteile der verschiedensten Methoden, Schwangerschaft zu vermeiden.

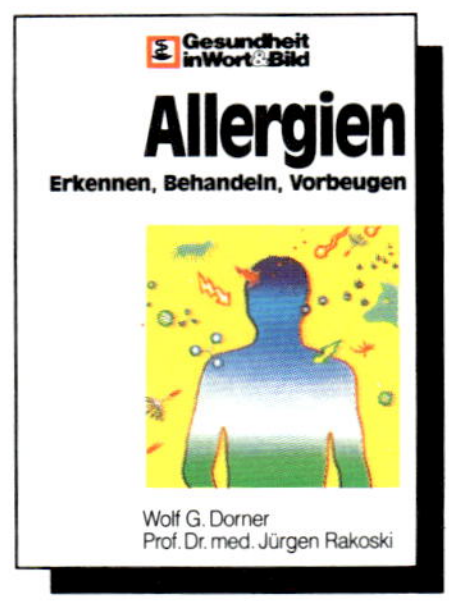

Immer mehr Menschen leiden heutzutage unter Allergien. Unser praktischer Ratgeber erklärt das Entstehen von Allergien und wie sie behandelt werden müssen.

Weitere Bände sind in Vorbereitung – fragen Sie hierzu in Ihrer Apotheke nach, oder beachten Sie die Anzeigen in der »Apotheken Umschau«!

WORT & BILD VERLAG

Wort & Bild Verlag ● Postfach 70 20 69 ● 8000 München 70